二度見させるカラダは美尻ヨガでつくる

ヨガインストラクター　北村エミ

emiyoga

KADOKAWA

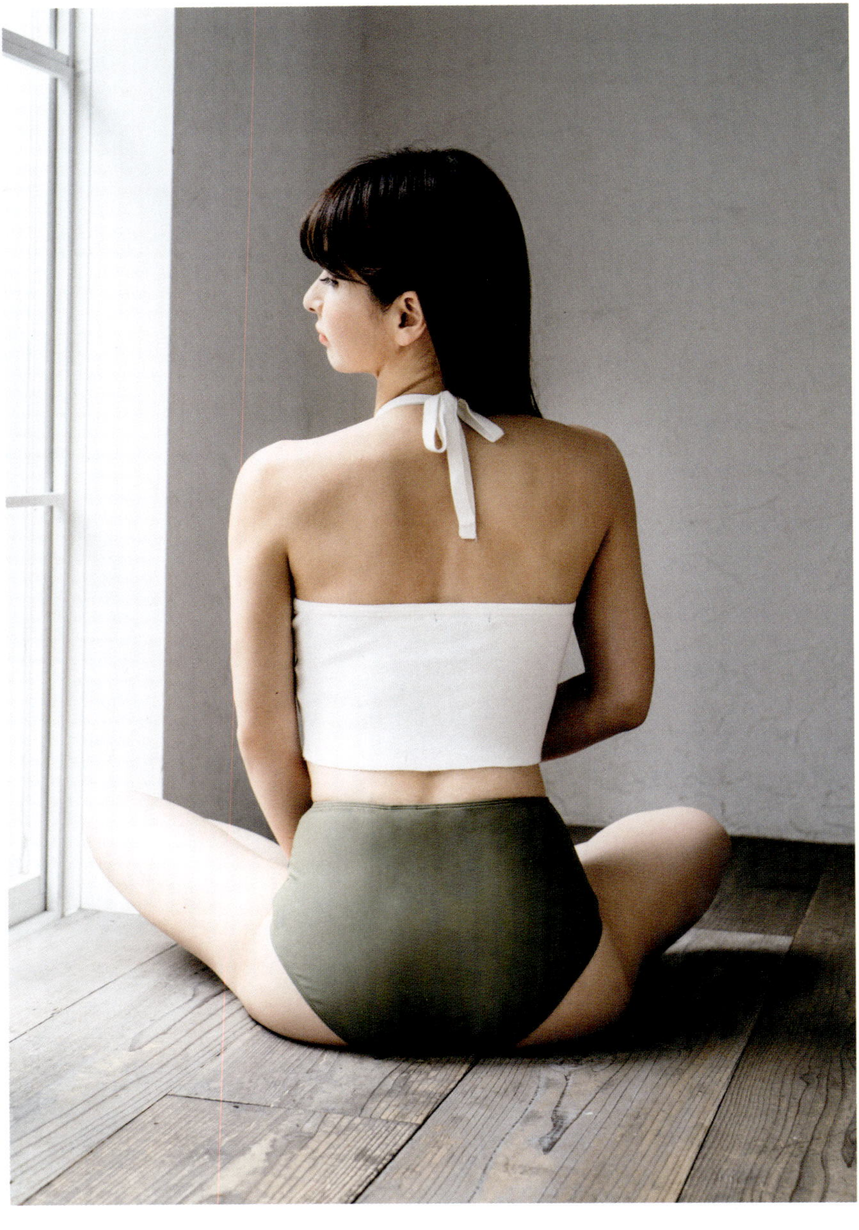

PROLOGUE

「美尻ヨガ」が生まれるまで

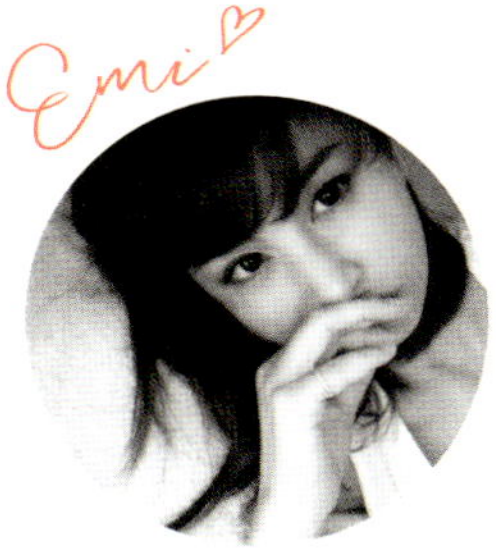

はじめまして。北村エミです。
私は、ヨガインストラクターとしてさまざまなイベントで教えるかたわら、都内のスタジオで、ひとりひとりに合わせたパーソナルトレーニングを行っています。特に、キュッと上がった丸く美しいヒップラインに整えるトレーニングは、1回でも効果を実感できると好評で、〝美尻職人〟と呼んでいただけるようになりました。

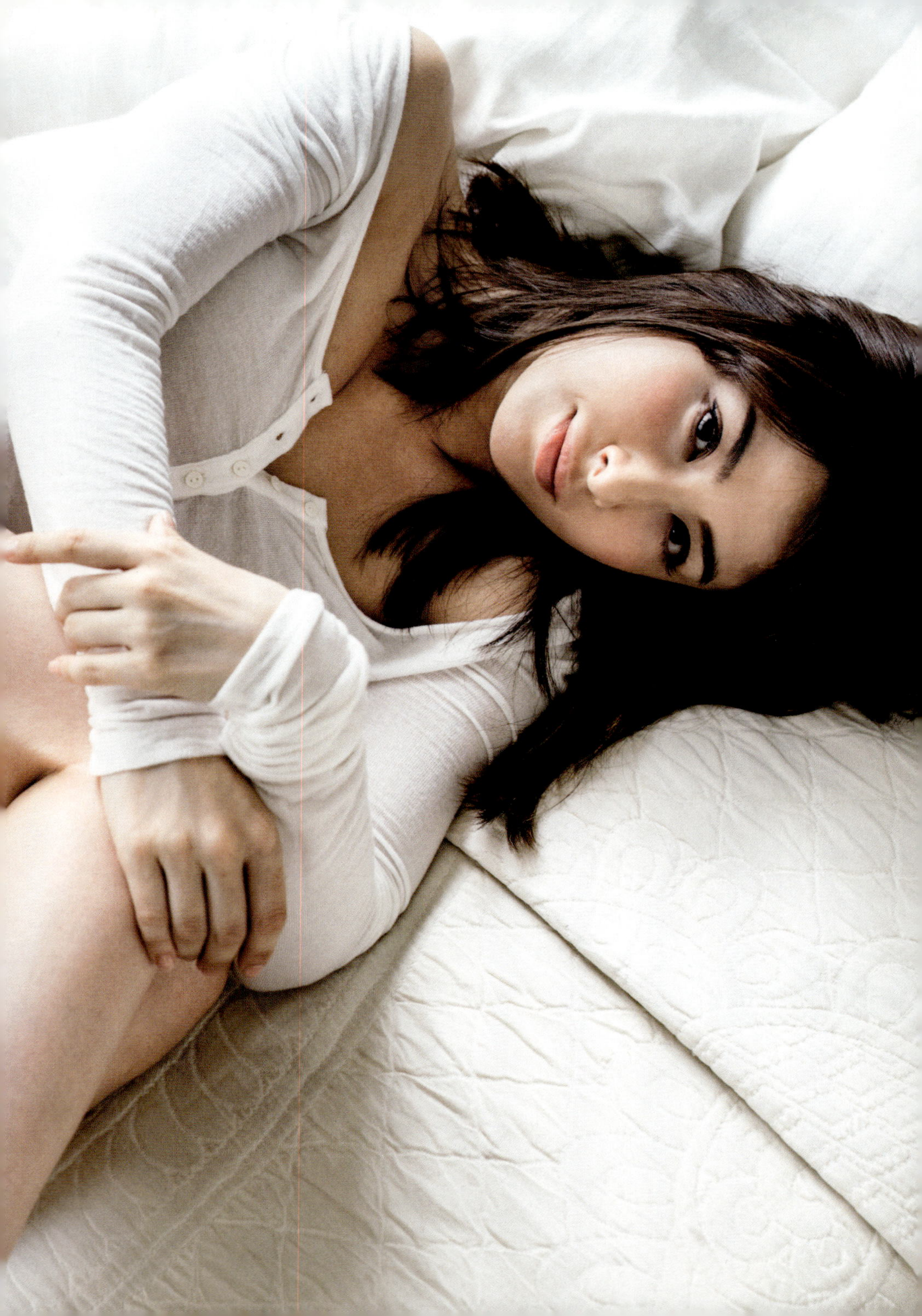

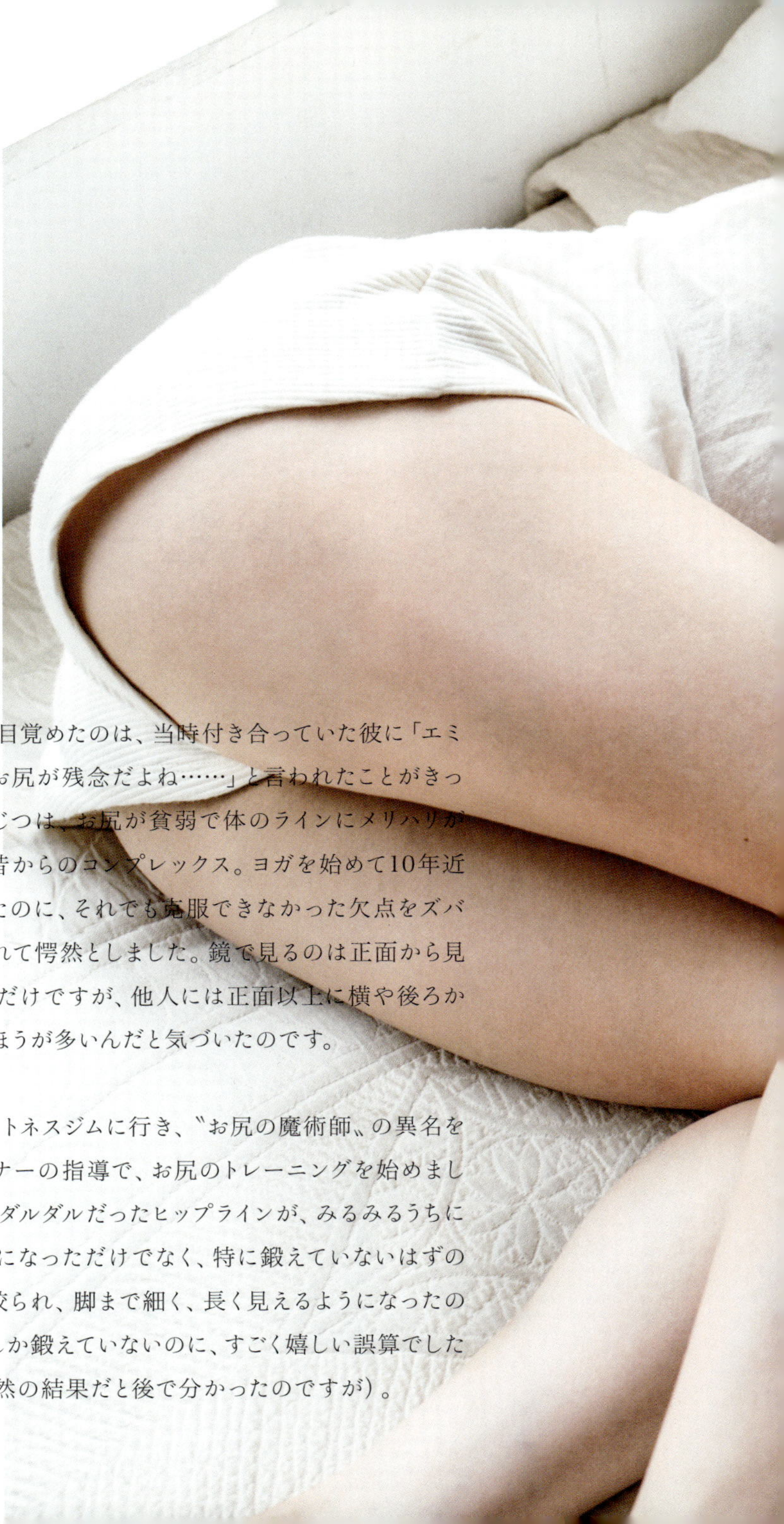

私が美尻に目覚めたのは、当時付き合っていた彼に「エミちゃんってお尻が残念だよね……」と言われたことがきっかけです。じつは、お尻が貧弱で体のラインにメリハリがないのは、昔からのコンプレックス。ヨガを始めて10年近くたっていたのに、それでも克服できなかった欠点をズバリと指摘されて愕然としました。鏡で見るのは正面から見た自分の姿だけですが、他人には正面以上に横や後ろから見られるほうが多いんだと気づいたのです。

すぐにフィットネスジムに行き、〝お尻の魔術師〟の異名を持つトレーナーの指導で、お尻のトレーニングを始めました。すると、ダルダルだったヒップラインが、みるみるうちに丸く立体的になっただけでなく、特に鍛えていないはずのウエストも絞られ、脚まで細く、長く見えるようになったのです。お尻しか鍛えていないのに、すごく嬉しい誤算でした（これは当然の結果だと後で分かったのですが）。

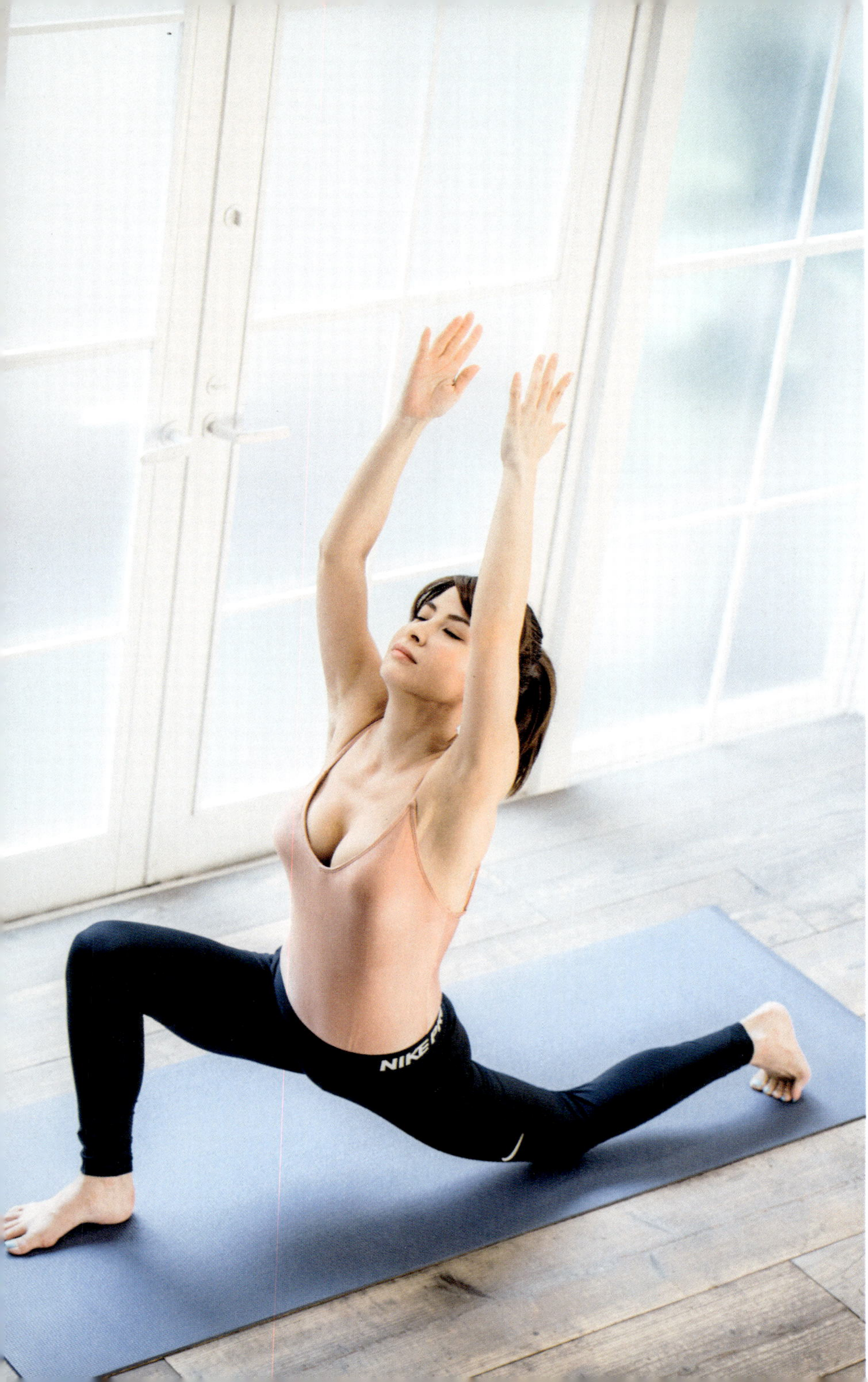
NIKE

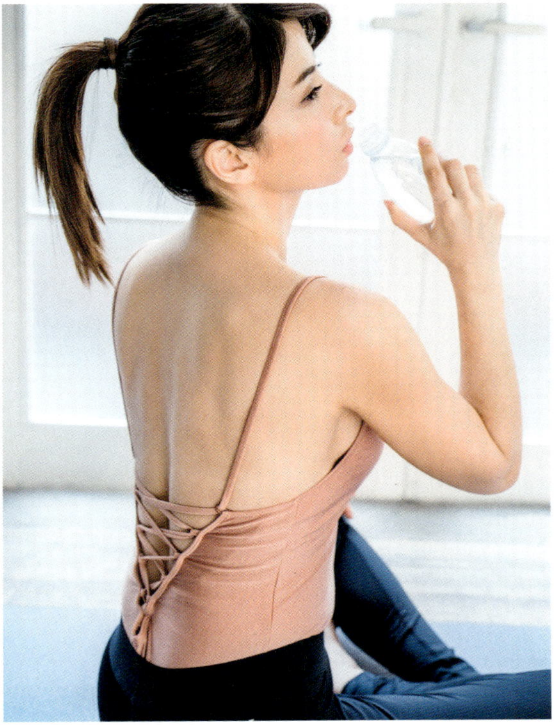

トレーニングを続けるうちに、ヨガとの共通点がたくさんあることに気がつきました。そこで、ヨガのメソッドを取り入れながら、よりお尻に効くアレンジを加えてオリジナルメニューを開発。トレーニングで実践するようになりました。

こうして生まれた「美尻ヨガ」のメニューを、初心者の方にも分かりやすく一冊にまとめました。この本があれば、レッスンを受けなくても自宅で気軽にトレーニングができます。読んでくださった方がメリハリあるボディをつくるお手伝いができれば嬉しいです。

北村エミ

Contents

PART 1

二度見されるカラダは美尻ヨガでつくる

Contents

PART 2

着実にカラダを変える 美尻ヨガのデイリーメニュー

Contents

PART 3

すぐに効果を出す レスキューワークアウト

Contents

PART 4

美尻をつくるエミ流ライフスタイル

LIFESTYLE

・トレーニングは体調に合わせて無理のない範囲で行い、体調不良が生じた場合はすぐに中止して医師にご相談ください。
・特に、通院中や妊娠中の方は、医師に相談のうえ慎重に行ってください。また、トレーニングの効果には個人差があります。

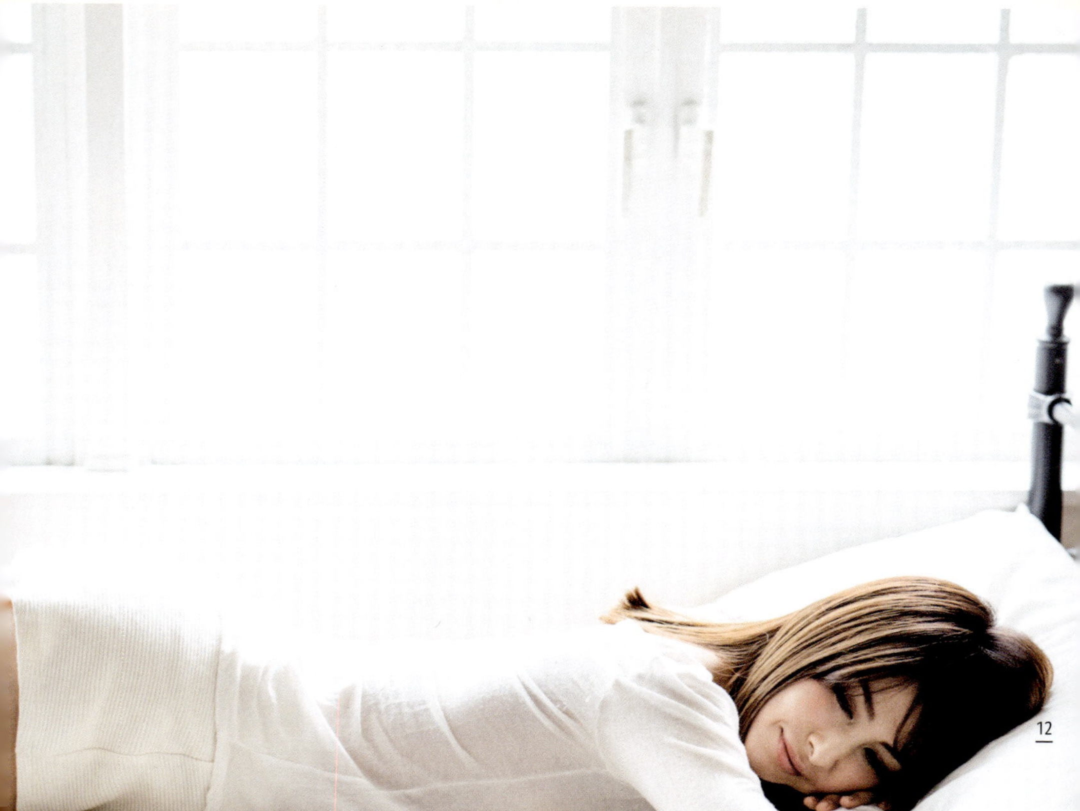

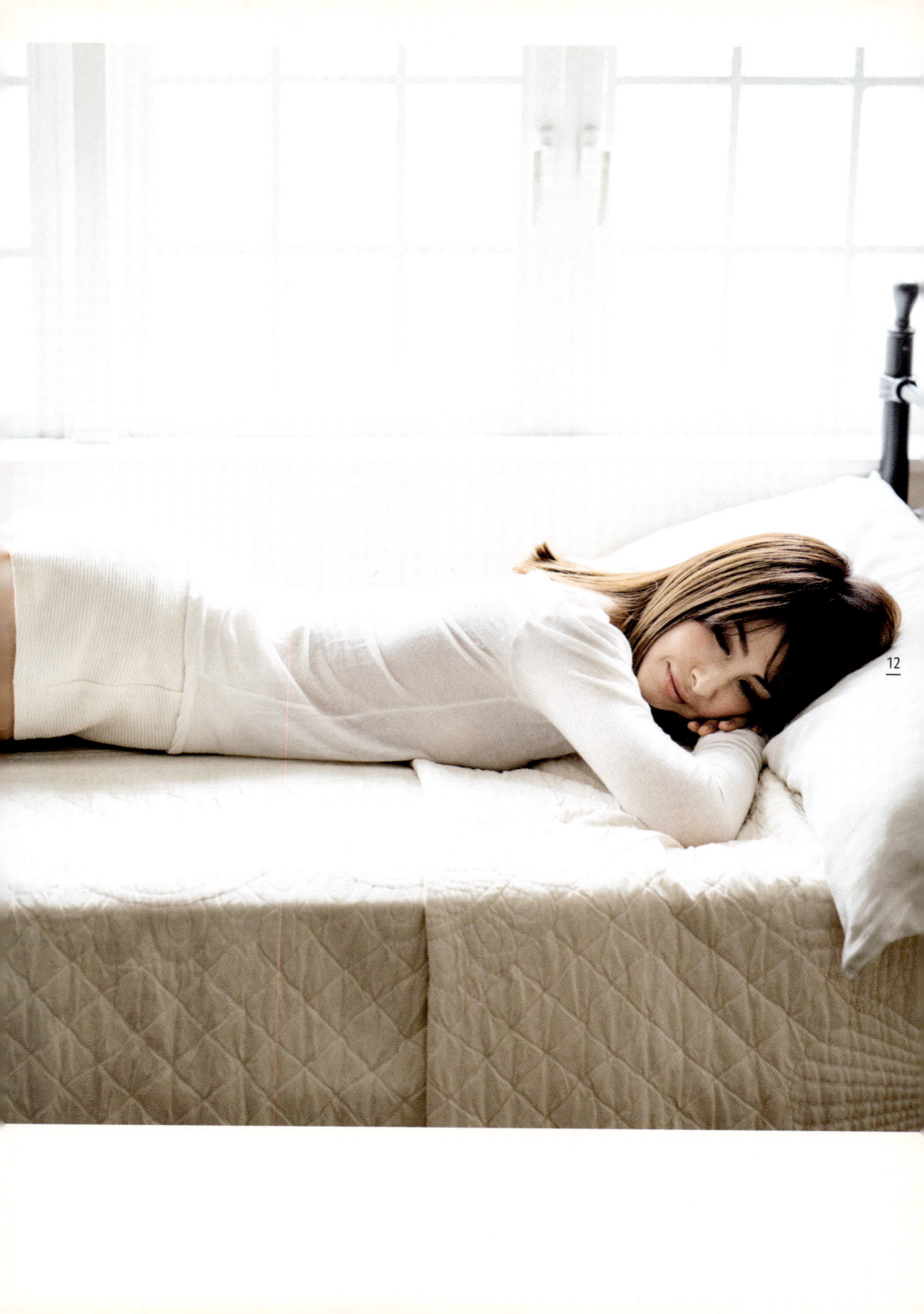

二度見される
カラダは
美尻ヨガでつくる

体の真ん中にあるお尻こそ、
プロポーションの
印象を決めるいちばん大切なパーツ。
お尻を美しく鍛えることで、
上半身にも下半身にも効果が出て、
見る人の目をクギづけにするメリハリある
ボディラインができるのです！

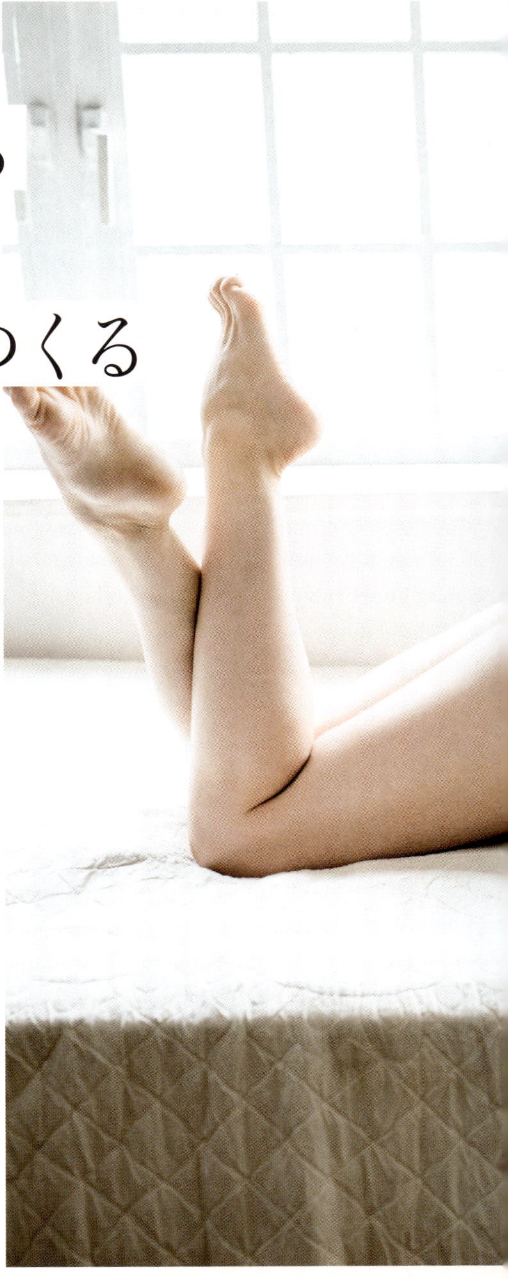

PART
1

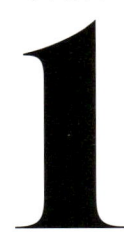

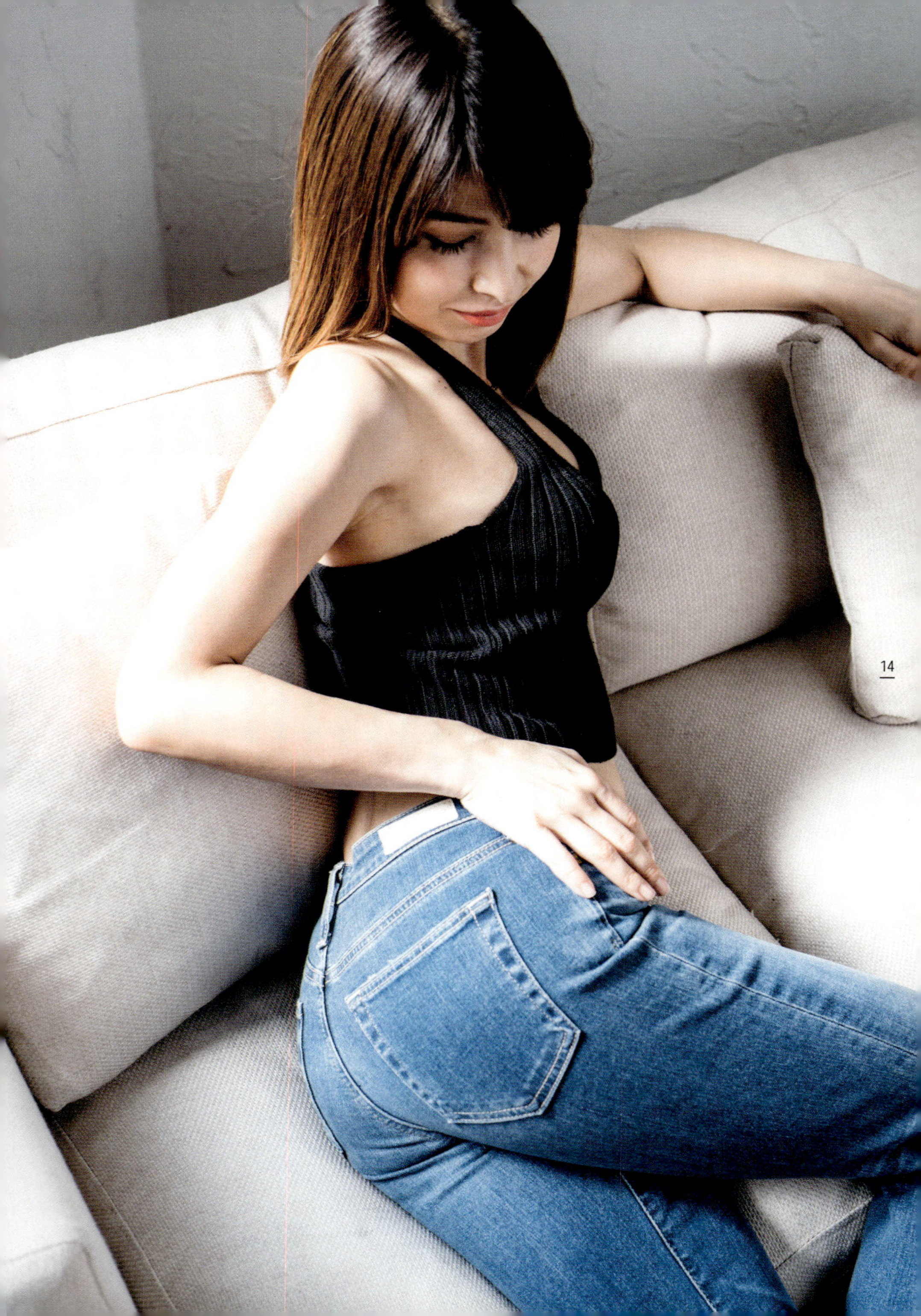

MERIT 1

脂肪燃焼

お尻を鍛えるだけで全身がみるみるヤセる！

10年ほど前、ダイエットのためにヨガを始めたものの、なかなか効果が出ませんでした。でもお尻のトレーニングを始めたら、鍛えているのはお尻だけなのに全身が引き締まってメリハリが出てきたのです。

お尻と、お尻につながる太ももや背中には、体中でもいちばん大きい種類の筋肉がついています。お尻を鍛える運動はそうした大きな筋肉を動かすので、動きが小さくても消費カロリーは高く、他のパーツを鍛えるより代謝がアップできて脂肪の燃焼につながります。つまり**お尻を鍛える運動は、お尻だけではなく全身のダイエットになる**のです。

さらに、スタイルがいい、悪いといった印象を決めるのも、じつはお尻。ただ細ければよかった昔と違って、今は女性らしいカーヴィな体が人気です。引き締まったお尻はメリハリあるボディラインをつくり、脚を長く見せる効果もあります。逆にぺたんと下がったお尻はだらしない印象につながり、年齢より老けて見える原因になります。

私がお尻しか鍛えていないのに全身のプロポーションが整ったのは、こうしたメカニズムがあったからです。

筋肉は1か所に1本ではなく、何層にも重なっています。体の奥の骨に近いところにある筋肉は〝インナーマッスル〟、皮ふに近い外側の筋肉は〝アウターマッスル〟と呼ばれています。

　一般的な筋トレや運動で鍛えるのは主にアウターマッスルですが、皮ふの近くにあるので、鍛えすぎると筋肉質で男性的なボディになってしまいます。逆にインナーマッスルは体の奥のほうにあるので、**鍛えてもゴツゴツした体にならず、引き締まってスリムになり**ます。しかも、**代謝が上がってカロリーを消費しやすくなる**という嬉しいオマケつき。

　美尻ヨガでは、お尻のアウターマッスルを鍛えて丸い立体的なフォルムに仕上げるいっぽう、ふつうの筋トレではアプローチしにくいインナーマッスルもしっかり刺激します。だから、筋肉質に見えないほっそりとしたボディラインをつくることができるのです。引き締まっているのにゴツゴツしていない女性らしい体をつくる方法は、これ以外にはないと思います。

MERIT 2 全身引き締め

インナーマッスルを鍛えて美しすぎる細マッチョに

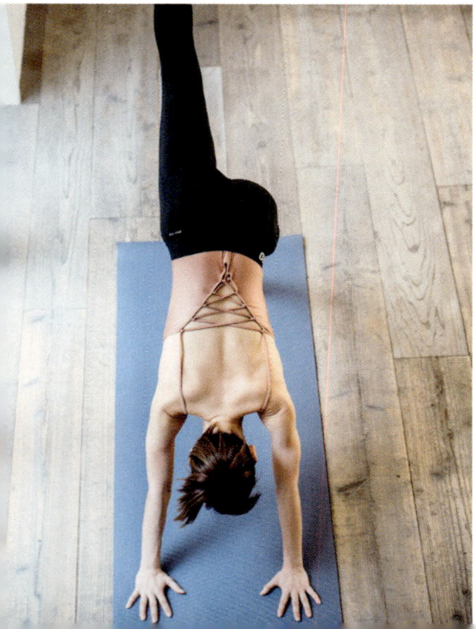

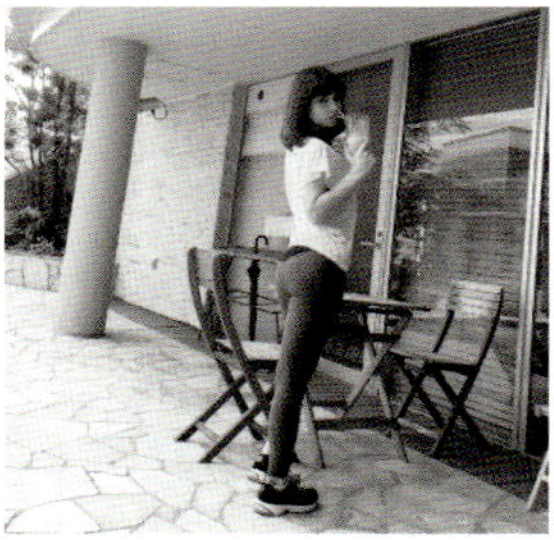

ももの裏側の筋肉を鍛えることで、前ももの張りが解消されてすらりとした〝カモシカ〟脚に。同じボトムスをはいても印象が違って見えます。

MERIT 3
美脚養成

太ももほっそり 憧れのカモシカ脚が 手に入る

〝脚の太さが気になる〟という方の多くは、太ももの前側の筋肉が張っています。私たち日本人は、前かがみになりやすい骨格なので、立っているときも歩くときも太ももの前側にばかり体重がかかりがちです。逆に、後ろ側はゆるんだ状態が続くことで筋力がアンバランスになり、ますます前側に負荷がかかって筋肉が張ってしまうという悪循環に。

美尻ヨガでは、太ももの前側は刺激せず、後ろ側の筋肉を鍛えるので、前と後ろの筋肉バランスが整います。その結果、**筋肉の張りがとれて太ももがすらりと細くなる**のです。

また、姿勢が悪いと脚のつけ根（股関節）の筋肉が縮こまり、脚は本来よりも短く見えてしまいます。美尻ヨガでその筋肉を刺激すると、不自然に縮んでいた筋肉がほぐれて脚は本来の長さを取り戻します。**むくみもとれてほっそりし、お尻の頂点が引き上がって視覚効果で腰が高く見える**ので、すらっと長くなったように感じるはずです。

MERIT 4

くびれ育成

丸みもくびれもある
メリハリ美ボディになる

〝ダイエットで体重は減っても、お腹はなかなか引っこまない〟という声をよく聞きます。どこに脂肪がつきやすいかは体質によるものなので、自分ではコントロールできません。だから、部分ヤセには脂肪を落とすだけではダメ。でも、筋肉は狙ったところを鍛えられるので、気になる部分の筋肉を強くすればそこが引き締まり、部分ヤセできます。

お尻を動かす美尻ヨガの動きは、ウエストと腰をコルセットのように支えているお腹まわりの筋肉も刺激するので、自然とお腹が引き締まります。しかも、美尻ヨガでは**ふつうの腹筋運動では刺激しにくい脇腹の筋肉やインナーマッスルも使うので、より効率よくくびれがつくれる**のです。

また、〝くびれがない〟という方は、お尻がたれているせいで、横から見たときウエストとお尻の境目が目立たず寸胴に見えていることが多いのですが、お尻のお肉が上がって高さが出れば、たとえウエストのサイズが変わらなくても視覚効果でちゃんとくびれて見えます。

つまり、美尻ヨガなら胸はふっくら豊かなままお腹をキュッと引き締め、お尻は丸く立体的な、メリハリボディになれるのです。

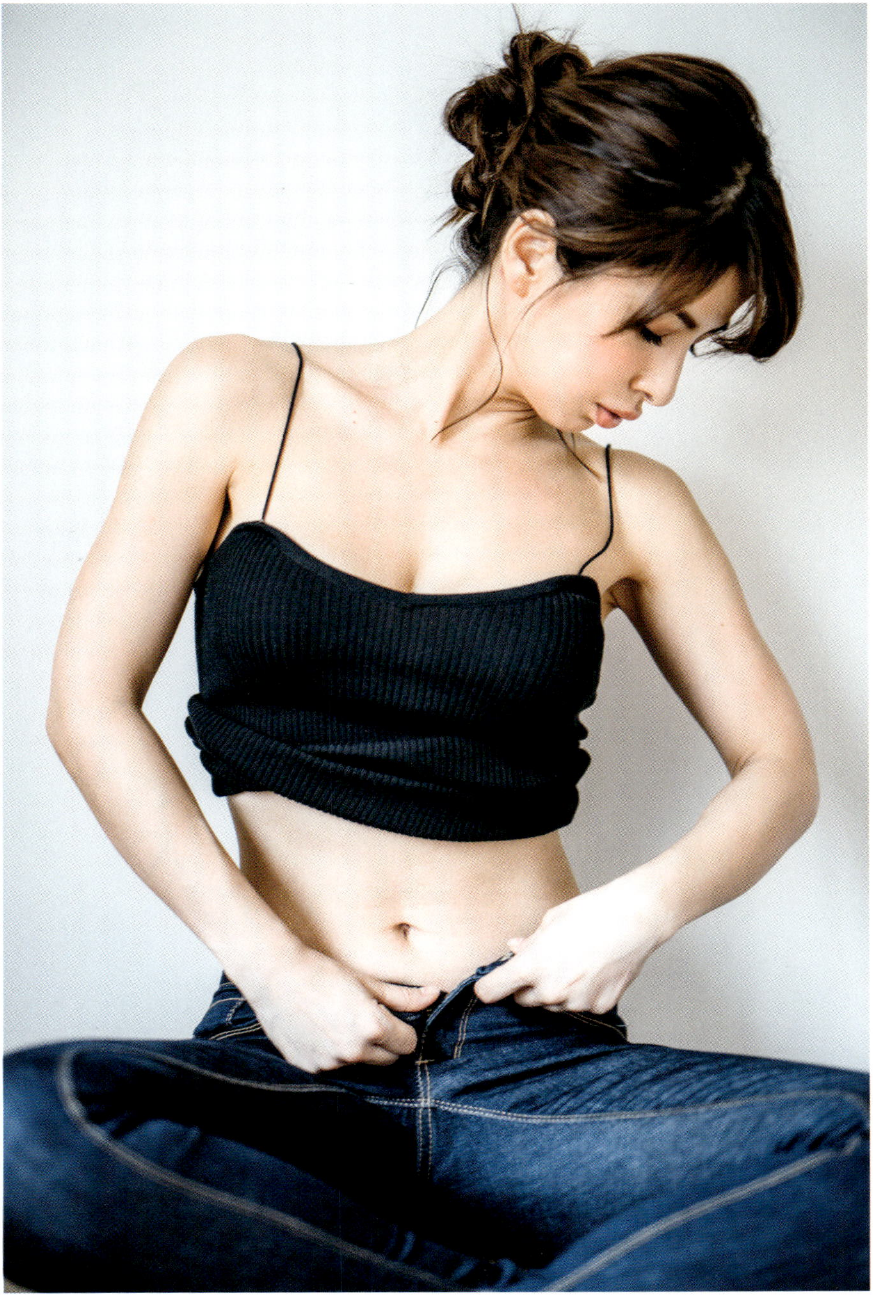

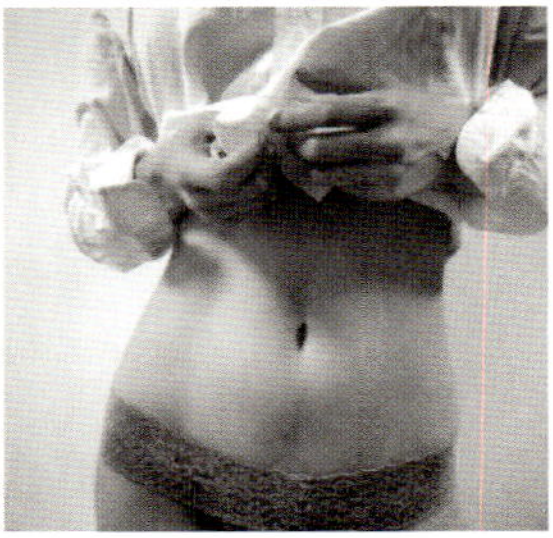

ウエストがくびれていても下腹ぽっこりだと魅力半減。骨盤底筋を鍛えれば、すっきりぺたんこになり、おへそがきれいな縦ラインに。

MERIT 5

お腹ヤセ

骨盤底筋《こつばんていきん》が鍛えられ下腹ぽっこりが解消！

〝骨盤底筋〟という言葉を聞いたことがある方は多いと思いますが、これもインナーマッスルのひとつ。下腹部の内臓はこの骨盤底筋が下から支えているので、この筋肉がゆるむと内臓が下がり、いくらお腹に力を入れても下腹がぽっこり前に出てしまいます。骨盤底筋は年齢とともにゆるみやすく、体型に年齢が出てしまう原因にもなります。

ヨガやピラティスの経験のある方は〝お尻の穴を締めるイメージで〟とか、〝膣《ちつ》を締めて〟と言われたことがあると思いますが、それはこの骨盤底筋を鍛えるため。とはいえ、腕や脚の筋肉と違って意識しにくく、〝引き締めて〟と言われてもピンとこない方も多いのではないでしょうか。美尻ヨガでは、**お尻と一緒に骨盤を動かすことで意識しなくても自然に骨盤底筋にアプローチ**できます。

また、骨盤底筋を鍛えることは「膣トレ」にもつながり、ボディのアウトラインを整えるだけでなくインナーラインも魅力的にしてくれます。

MERIT 6

姿勢矯正

姿勢が美しくなり ヤセやすい モデル体型になる

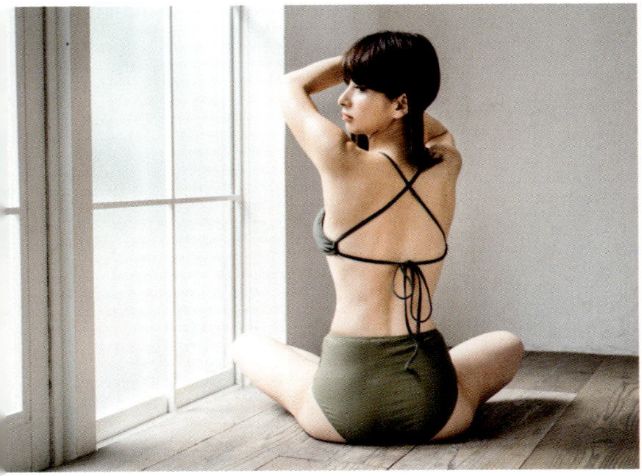

無意識のうちに背中が丸まったり、あごが前に突き出たりと、体型以上に姿勢でソンをしている人が少なくありません。姿勢が悪いと、体型の欠点が目立つだけでなく、よけいな脂肪もつきやすくなり、ダイエットには致命傷になってしまいます。

姿勢を保つには、さまざまな筋肉が必要ですが、特に大切と言われているのが、上半身と下半身をつなぐ骨盤や背骨まわりにあるインナーマッスル。骨盤を正しい位置に保ち、背骨のS字型カーブをキープする役割を持っています。体の深いところにあるので意識しにくいのですが、いろいろな形でお尻を動かす美尻ヨガなら、効果的に鍛えることができます。

もちろん腹筋や背筋も鍛えられ、右ページでお話ししたように骨盤底筋も強化されるので、体幹をしっかりとリセット。ヤセやすくなるうえ、**背中がすっと伸びた美しい姿勢が自然にキープできる**ようになります。縮こまったデコルテも開いてモデルのような体型に。ボディラインが出るニットやTシャツが着たくなるはずです。

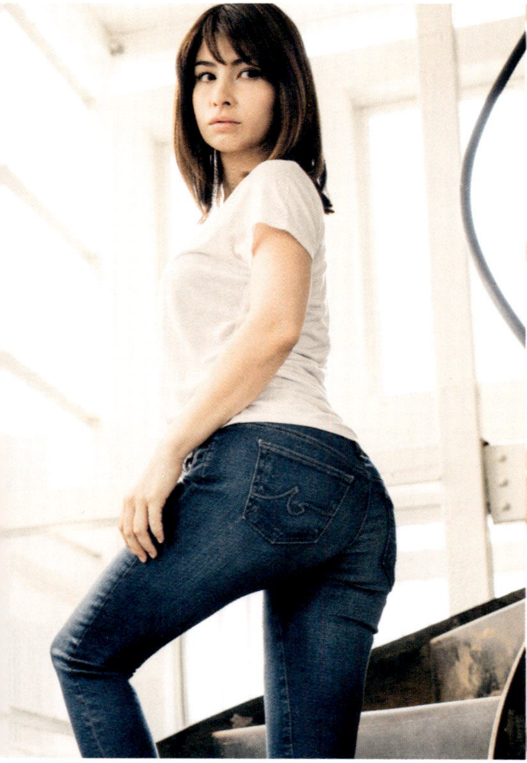

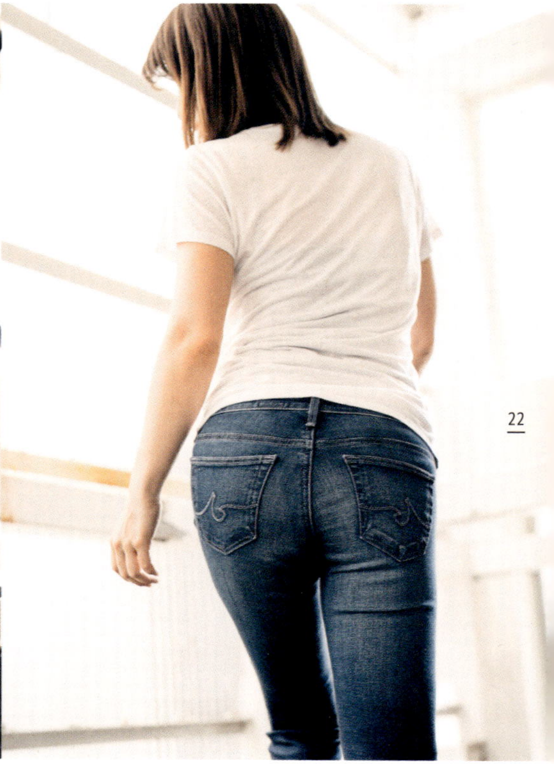

MERIT 7
おしゃれ度アップ

何を着てもキマる
二度見されるオンナになる

体のラインを拾わない洋服はありません。たっぷりとゆとりのある服でディテールを目立たなくしたつもりでも、ちょっとした動きで変わる服の陰影は、着ている人の体型を残酷なほどに映し出します。そうして、見る人の脳は、見えないはずのボディラインを描き出してしまうのです。だから同じような身長と体重の人が同じ洋服を着ても、体型が違えば見え方も違います。つまり、**おしゃれに見えるカギは、着ているものではなく内側にある体そのもの**なのです。

お尻は体のまん中についていていちばん目に入りやすく、プロポーションの印象を決める大切なパーツ。キュッと引き締まったボディラインは、何をまとっても隠しようがないほど強く存在を主張します。それは生まれ持った体型にかかわらず、自分でつくることができるのです。

インスタグラムに上げた写真のファッションを「おしゃれですね」と褒めていただくことがありますが、洋服はたいてい通販で、高いブランドなどではありません。試着なしで買っても、ふつうのTシャツとただのGパンでも、自分なりに着こなせるのはこの体のおかげだと思っています。

MERIT 8

セクシー度アップ

抱き心地のいい
マシュマロボディになる

細くて華奢なスタイルが理想だった昔と違って、今は女性らしいカーヴィな体が人気。思わずふれたくなるようなふっくら丸い胸にお尻、すんなり伸びた手足になりたいですよね。そんなまろやかなボディラインのために太りすぎはたしかにNGですが、じつは適度な脂肪がついていることもとても大切なのです。

脂肪を落としすぎると、顔の脂肪も削ぎ落ちて、ほお骨やほうれい線の目立つ老けた顔になってしまいます。体つきもムキムキして男性的な雰囲気に。だから、脂肪のすべてを目の敵にする必要はなく、適度についていたほうが女性にとってはむしろいいのです。

美尻ヨガで鍛えるのは、お尻と体の奥のほうについているインナーマッスルだけ。その他の筋肉はムキムキになるほど鍛えないので、**女性らしい体に必要な脂肪を落としすぎません**。細くしなやかな筋肉に**ほどよい脂肪がのったマシュマロのようなカーヴィボディ**は、見た目に美しいだけでなく、ふれたときの心地のよさも格別。たるんだ体や、ゴリゴリ筋肉質なボディにはないセクシーさで、愛され度もグンとアップします。

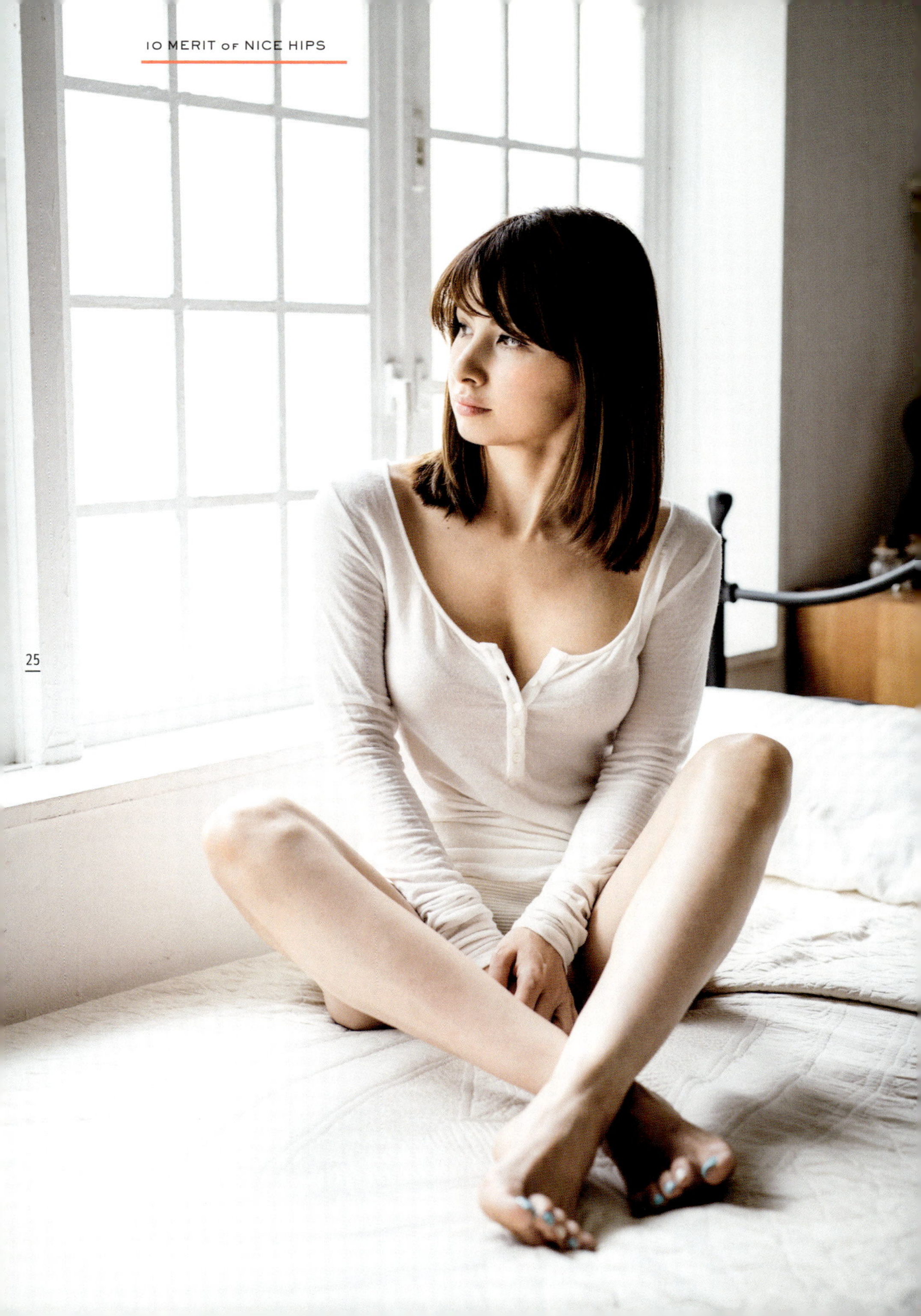

MERIT 9

小顔矯正

むくみがとれて目がぱっちり小顔になれる

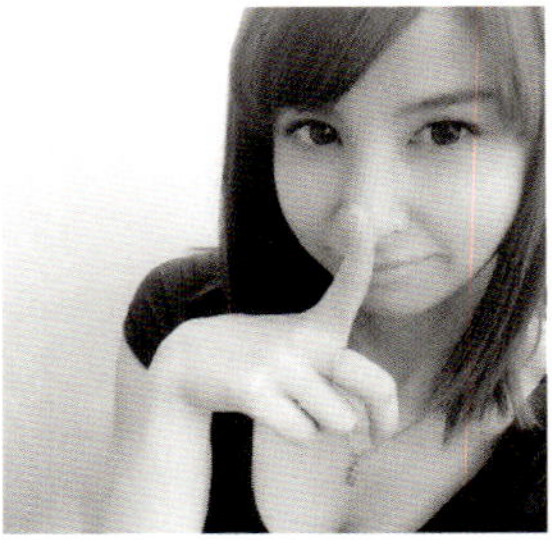

お尻のトレーニング後はアイラインがいらないくらい目がぱっちりしてあごのラインもシャープに。続けるうちに顔そのものが小さくなります。

美尻ヨガの大きな特徴のひとつが、骨盤をたくさん動かすことです。骨盤は、体の中心にあって上半身と下半身をつなぐ、いわばプロポーションの土台。1枚の骨ではなく、大きく分けて3つの骨が組み合わされてできています。そのため、筋肉がゆるむと骨盤にゆがみが生じやすく、その結果、体にいろいろな不調をきたしてしまいます。

もっともよくある不調が〝むくみ〟。骨盤がゆがむと、血液やリンパの流れが悪くなってむくみやすくなるのです。**骨盤は全身とつながっているので、顔もむくんで大きくなり、目も腫れぼったくなって小さく見えます。老廃物がうまく排出されないことから、肌荒れやくすみの原因に**もなりがちです。美尻ヨガで骨盤を正しい位置に戻せば、そうした不調は解消されます。

私自身、お尻のトレーニングをすると顔が引き締まって肌もワントーン明るくなるのを実感します。目がぱっちりと大きくなり、表情まで豊かになるので、濃いメイクは必要なくなるほど!

MERIT 10

簡単＆確実

1日1ポーズだから運動が苦手でも必ずヤセられる！

美尻ヨガは、〝運動が苦手〟〝飽きっぽい〟〝時間がない〟といった、ダイエットに挫折しがちな方にこそおすすめです。

その理由のひとつは、動きがとてもシンプルなこと。これまで運動をしたことがない人や、運動が苦手な人も簡単にできて覚えやすいので、すぐに本を見なくてもできるようになります。また、ヨガをベースにしていながら**柔軟性が必要ない**ので、〝体が硬いから〟とヨガを敬遠していた方でもまったく問題ありません。さらに、**1日1ポーズでも目に見える効果が出る**から時間もかからず、飽きっぽい人もモチベーションを保ちやすいのです。今までのダイエットが続かなかったという方にこそ、美尻ヨガはぴったりです。

寝る前やお風呂上がりなど、リラックスタイムにテレビを見ながら自分のペースでのんびり始めてみてください。まず姿勢から変わり始め、続けるとみるみる体が引き締まってくるのを実感していただけると思います。これまでと同じ服を着ても印象が変わり、気づかないうちに二度見されているかもしれません。

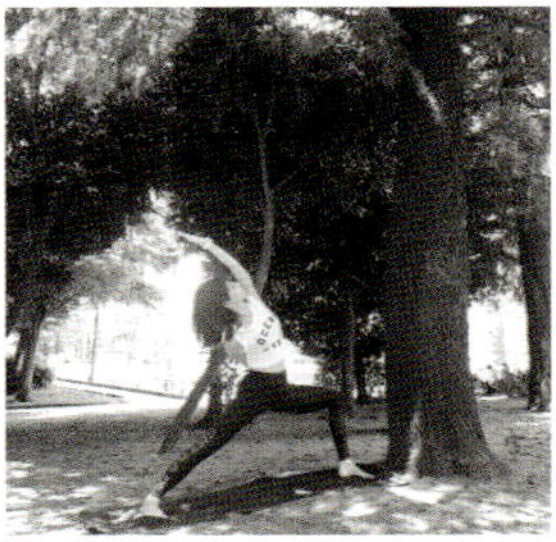

思い立ったらいつでもどこでも行えるのが美尻ヨガのいいところ。週末に公園やビーチなどのアウトドアで行うと最高の解放感です！

成功するためのポイント

次の章からいよいよ美尻ヨガのメニューをご紹介します。その前に
楽しく続けてしっかり効果を出すための秘訣をまとめました。
3つの約束とポイントを押さえて、さっそく始めましょう。

1.

深く長い呼吸に合わせて行う

美尻ヨガの効果を最大にするために、もっとも大切なのは呼吸です。力を入れて筋肉を収縮させるときは息を吐き、筋肉を伸ばして元に戻すときに息を吸うのが基本。本書の「吸う」「吐く」のマークに合わせて呼吸を行うようにしてください。

BREATH
吸う

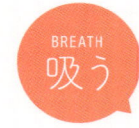

鼻から吸って
お腹に
息をためるイメージ

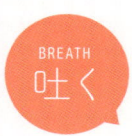

BREATH
吐く

口からできるだけ
細く長く
吐ききるイメージ

2.

強度は自分で調整する

ふだん運動をしていない方は「STANDARD LEVEL」、体力のある方や慣れてきた方は「ADVANCED LEVEL」の回数を目標にしてください。ただし、ちょうどよい負荷は人によって違うので、書いてある回数を必ず行わなくてはいけないわけではありません。その日の体調やモチベーションに合わせて、回数を微調整してください。

☐ STANDARD LEVEL:
初級者レベル
→ ふだん特別な運動をしていない人、体力に自信のない人におすすめ。

☐ ADVANCED LEVEL:
中〜上級者レベル
→ 体力のある人や、ふだんから運動をしている人、美尻ヨガに慣れてきた人におすすめ。

Lesson

3.

骨盤の動きを意識する

美尻ヨガでは骨盤の動きがとても重要で、骨盤を正しく動かせるかどうかによって効果は大きく違ってきます。下の写真で示した白いラインが背骨、赤いラインが骨盤です。どこの筋肉に効いているかと同じように、骨盤の動きを常に意識して行ってください。

骨盤まっすぐ

背骨と骨盤が
一直線になった状態

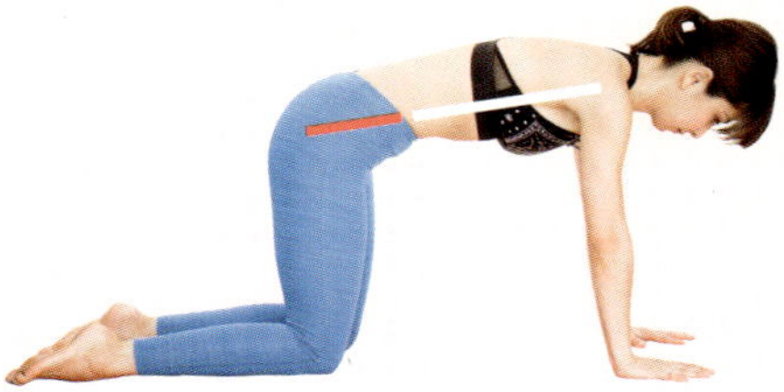

骨盤を前に傾ける

背中を反らせ
お尻をつき出した状態

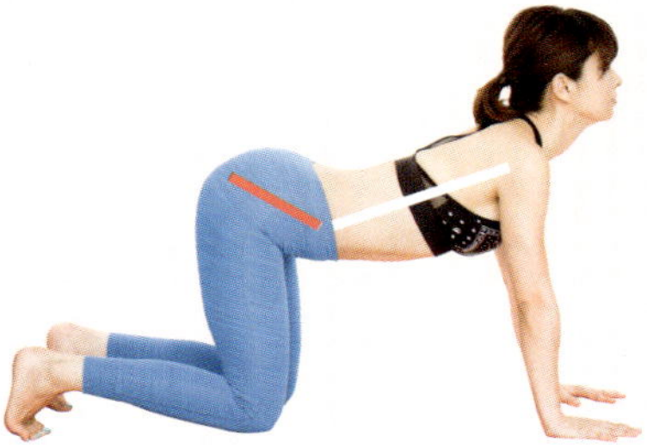

骨盤を後ろに傾ける

背中を丸め、
おへそを内側に入れた状態

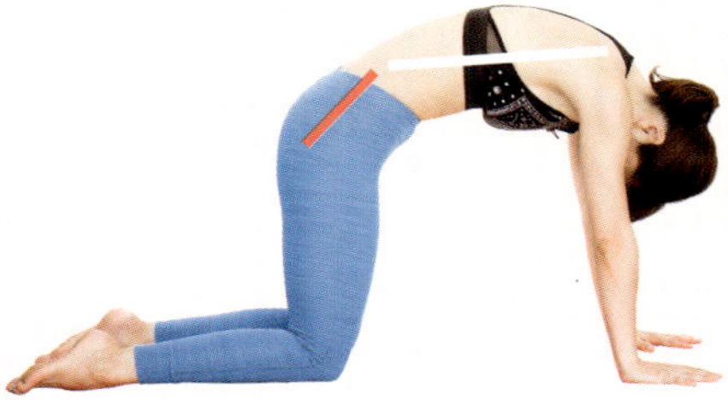

効果的なメニューの選び方

じっくり着実に体を変えたい日は
デイリーメニュー

できるだけ毎日習慣にしたいメソッド。ヨガ＆ワークアウト1ポーズ以上と、
前後のストレッチ＆ケアを1セットで行いましょう。

BEFORE YOGA ビフォーヨガ → P. 34

筋肉を温める、始めのストレッチ＆ケア

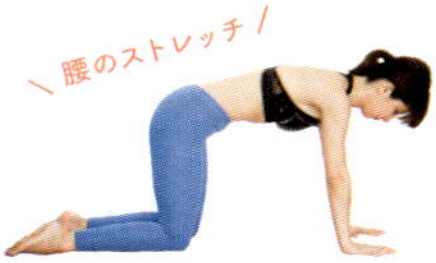
腰のストレッチ

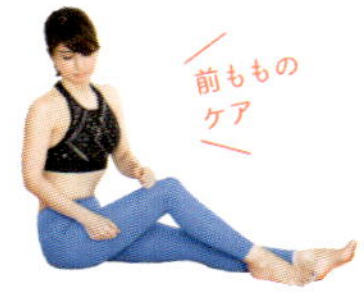
前ももの
ケア

YOGA & WORKOUT ヨガ＆ワークアウト → P. 40

1日1ポーズから効果を実感！

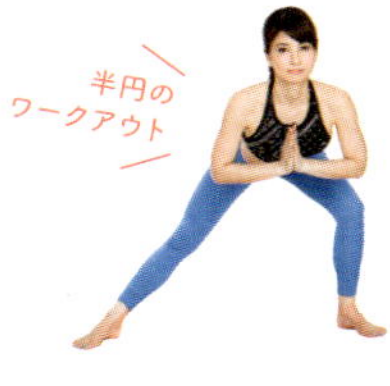
半円の
ワークアウト

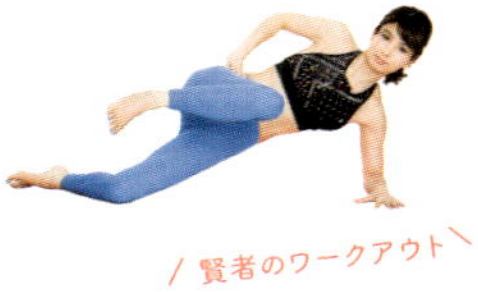
賢者のワークアウト

AFTER YOGA アフターヨガ → P. 76

筋肉の疲労をやわらげる、終わりのストレッチ＆ケア

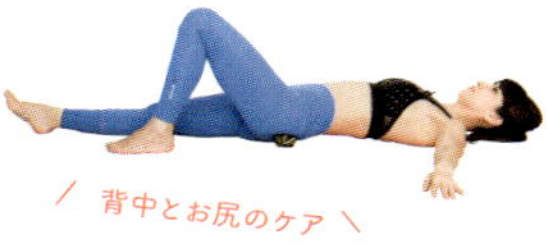
背中とお尻のケア

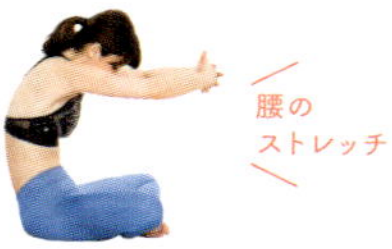
腰の
ストレッチ

Lesson

美尻ヨガには、じっくりと体を変える「デイリーメニュー」と、
即効性のある「レスキューメニュー」があります。
デイリーメニューを基本に行いながら、
必要に応じてレスキューメニューを取り入れてください。

短時間ですぐに結果を出したい日は
レスキューメニュー

当日、または翌日のためにすぐに体を変えられるメソッド。
ちょっとハードな動きもありますが、その分即効性は抜群です。

RESCUE WORKOUT レスキューワークアウト → P. 82

効かせたいところにすぐ効く！

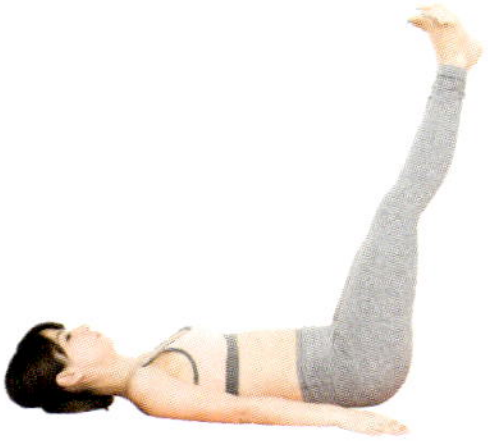

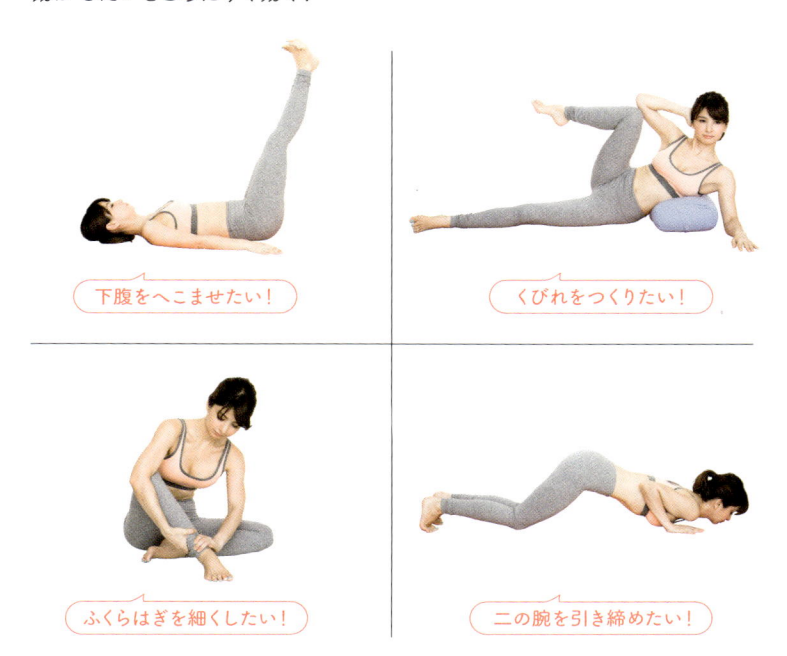

下腹をへこませたい！

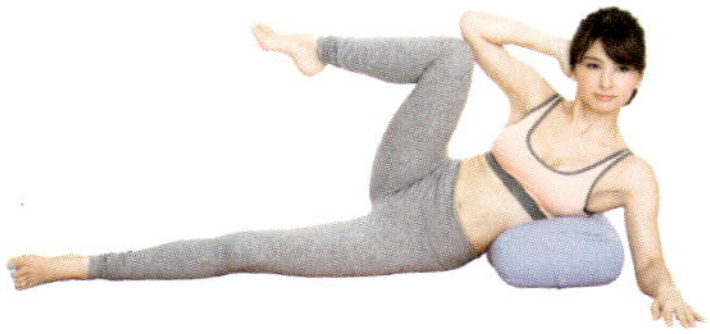

くびれをつくりたい！

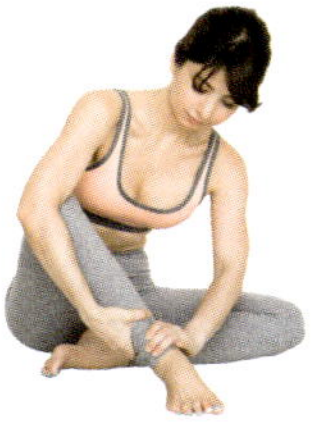

ふくらはぎを細くしたい！

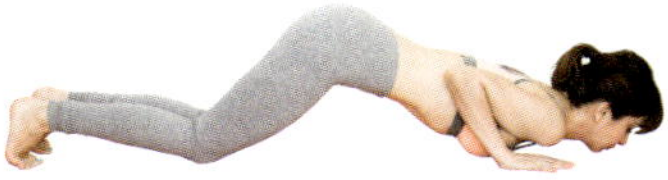

二の腕を引き締めたい！

足首を細くしたい！／内ももをすっきりさせたい！／バストアップしたい！ **...etc.**

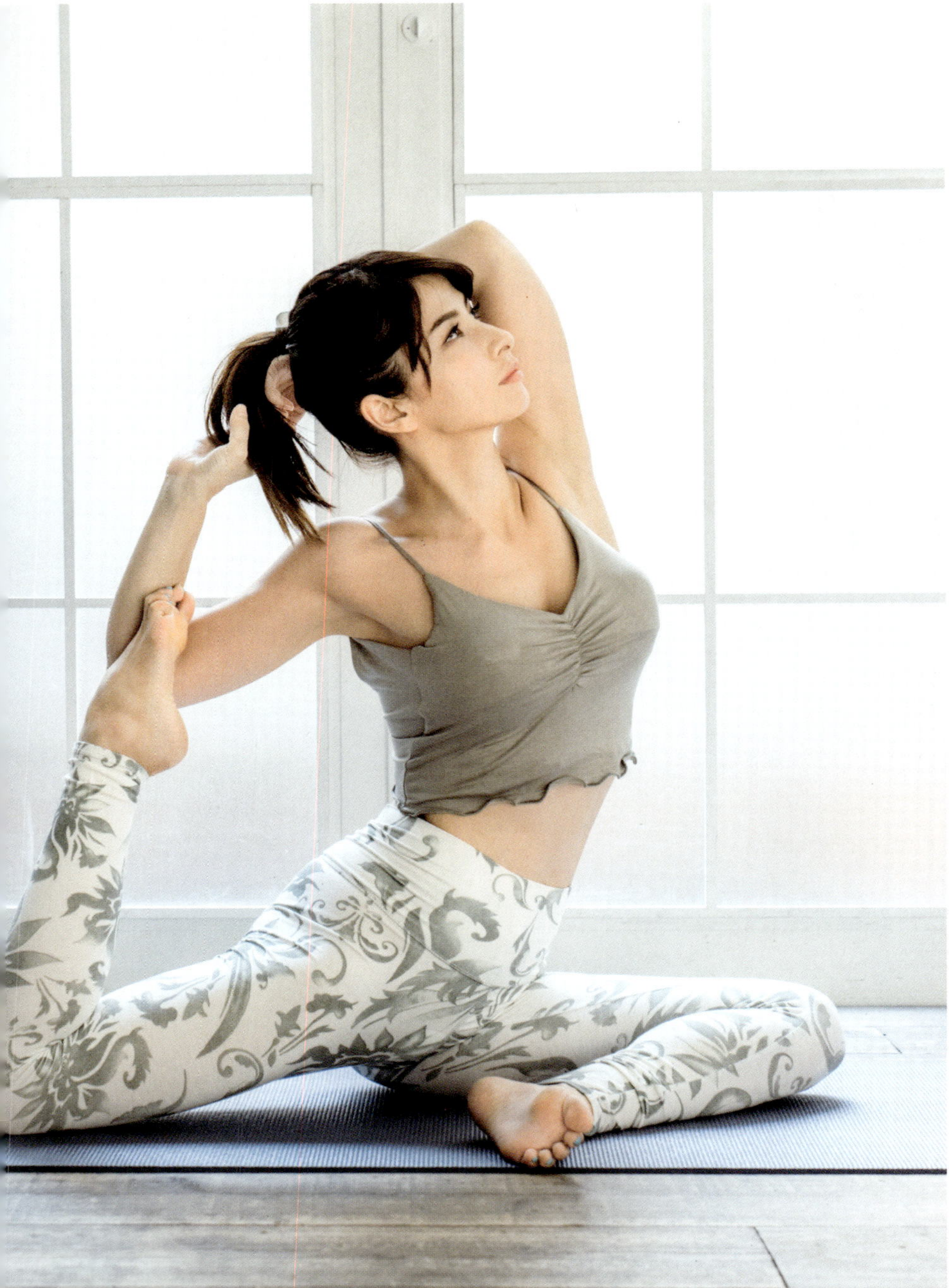

PART

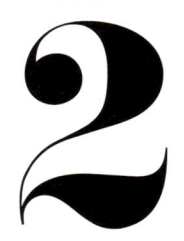

2

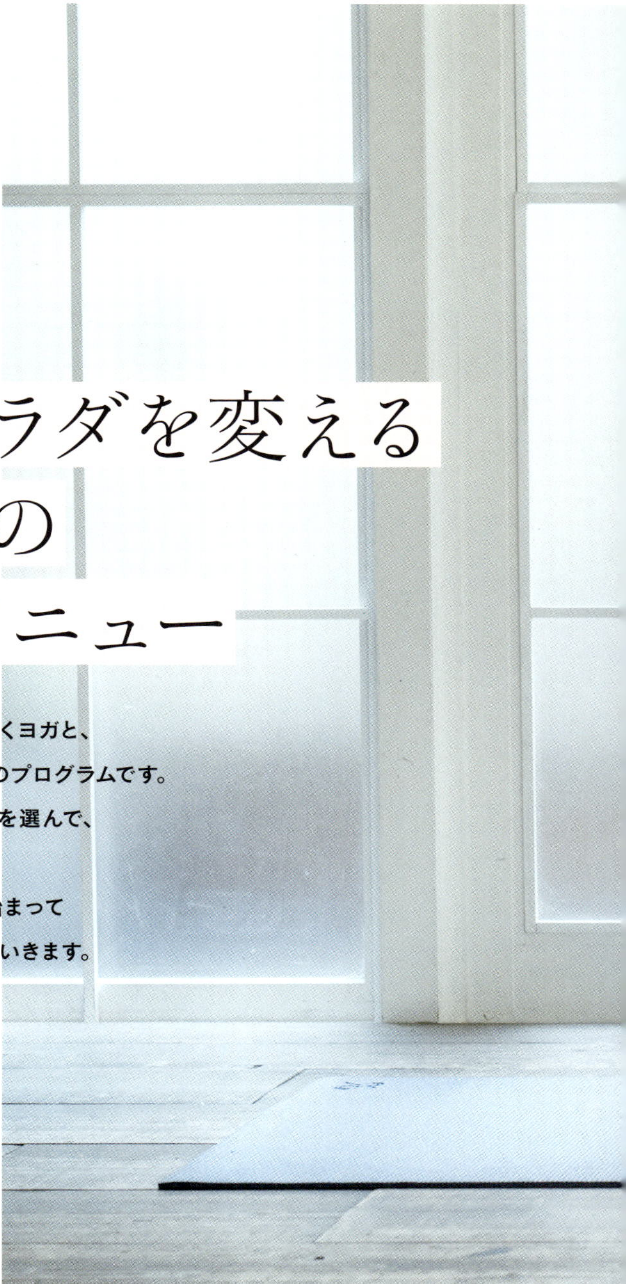

着実にカラダを変える美尻ヨガのデイリーメニュー

お尻の深いところにある筋肉に効くヨガと、
ヨガをアレンジしたワークアウトのプログラムです。
好きなポーズ、やりやすいポーズを選んで、
まずは１日1ポーズからスタート。
毎日の習慣にすれば、お尻から始まって
全身のフォルムが着実に変わっていきます。

BEFORE YOGA

前もものケア

太ももの前側の筋肉は、歩いたり体を支えたりと常に使われています。
この筋肉が張ると、老廃物の流れが滞って
太もも全体が太くなり、ムキムキした筋肉質に見えがちです。
しっかりとほぐして、つまりをとっておきましょう。

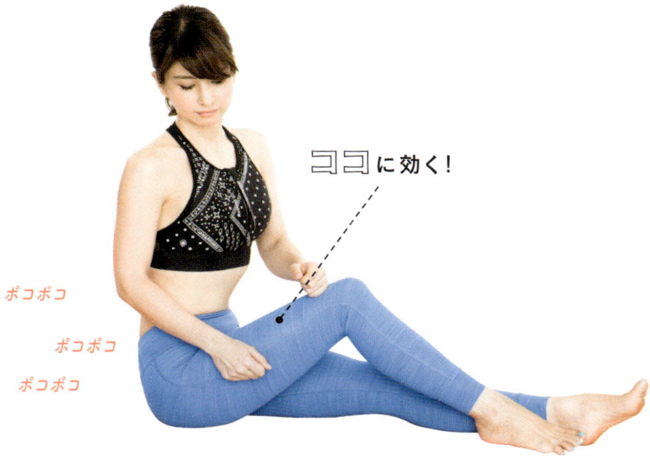

1. ☑ 左右各1回

両手を軽く握り、太もものつけ根からひざまでまんべんなくポコポコたたく。

BREATH
吐く

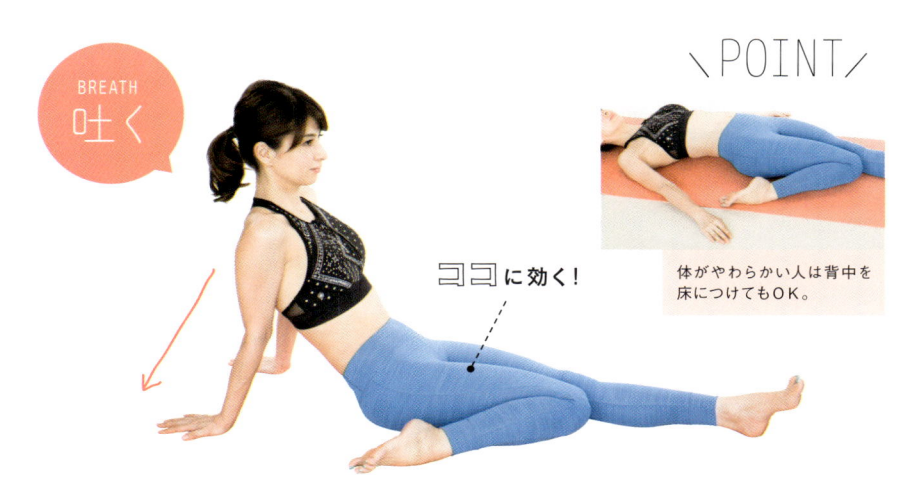

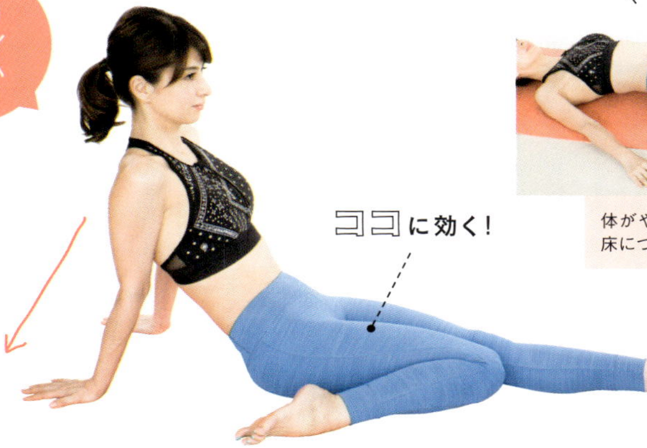

＼POINT／

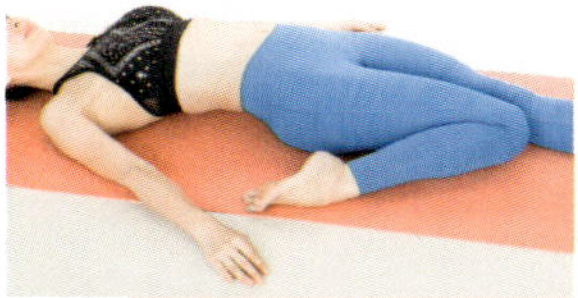

体がやわらかい人は背中を床につけてもOK。

2.

☑ 左右各1回

片方のひざを曲げて座り、息を吐きながら上体をゆっくりと後ろに倒す。

＼NG／

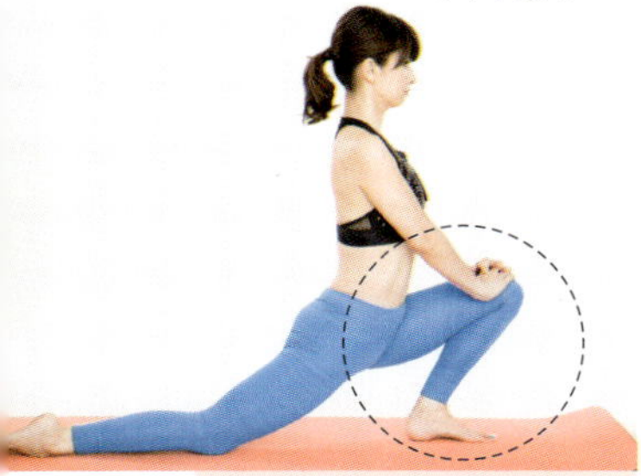

前の脚のひざがつま先より前に出るとバランスが取りにくくなるので注意して。

BREATH
吐く

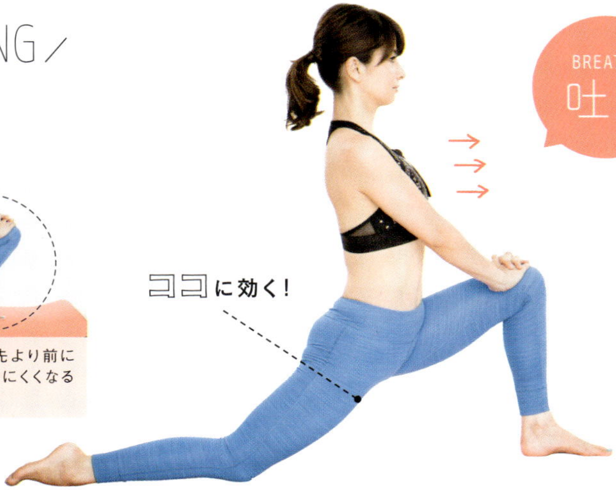

3.

☑ 左右各1回

足を前後に広く開いて立ち、後ろ脚のひざを床につける。前の脚に体重をかけて息を吐きながらゆっくりと上体を前に出す。

BEFORE YOGA

肩～腕のストレッチ

美尻ヨガでは肩から二の腕にかけての筋肉に負担がかかりがち。
あらかじめ筋肉を伸ばして温めておくことで
運動後の疲労や筋肉痛を防ぐだけでなく、
パフォーマンスの効果をマックスにすることができます。

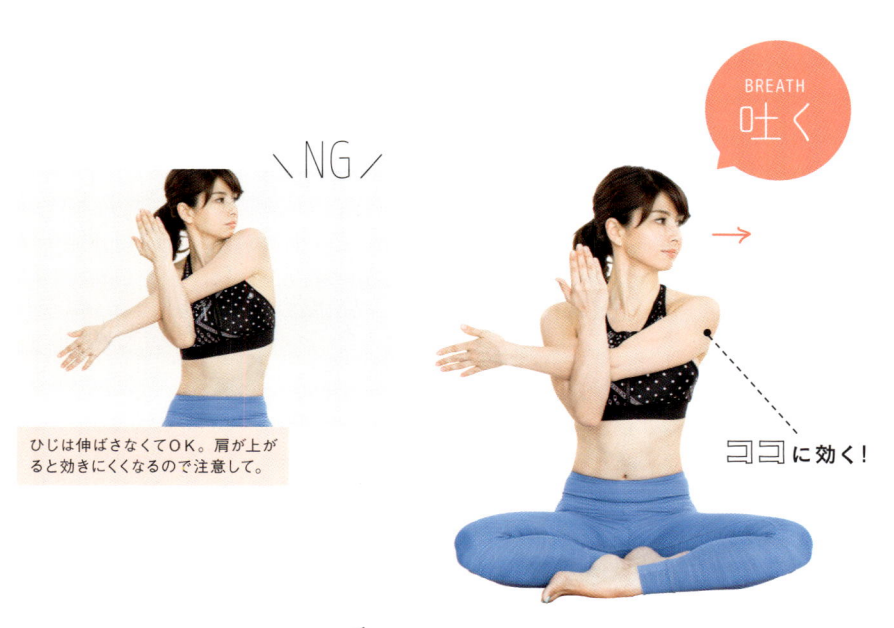

BREATH
吐く

＼NG／

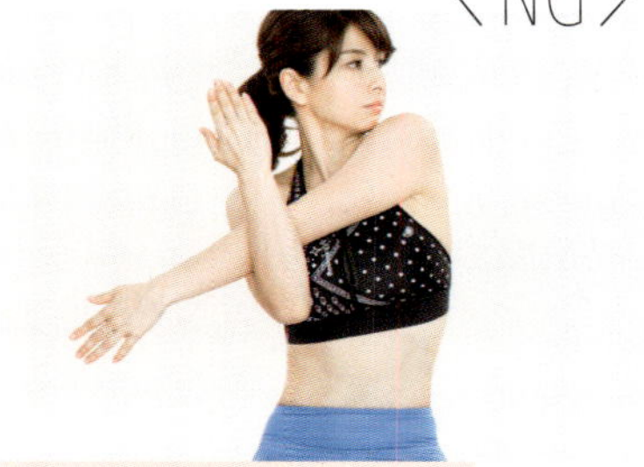

ひじは伸ばさなくてOK。肩が上がると効きにくくなるので注意して。

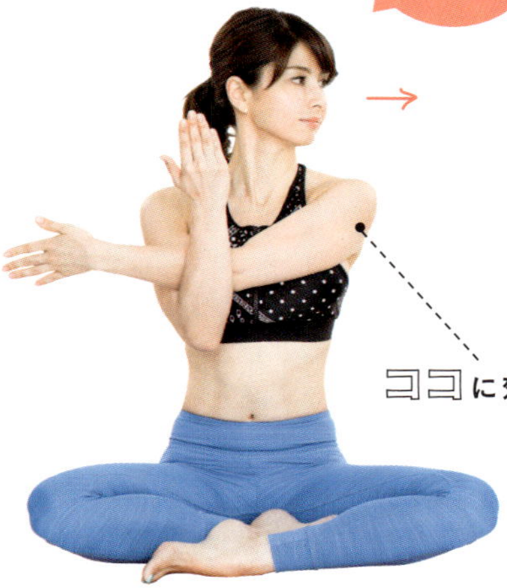

ココに効く！

1.

☑ 左右各1回

伸ばしたい腕を反対側の腕でかかえ、息を吐きながら胸に引き寄せる。顔は伸ばしている腕の方向に向けて。

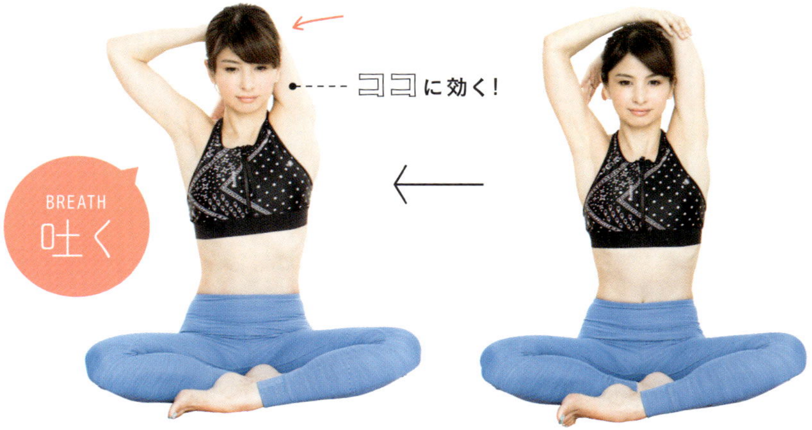
ココに効く！
BREATH
吐く

2.

☑ 左右各1回

腕を上げて片方のひじを反対側の手で持ち、息を吐きながらゆっくりと体に引き寄せる。

＼NG／

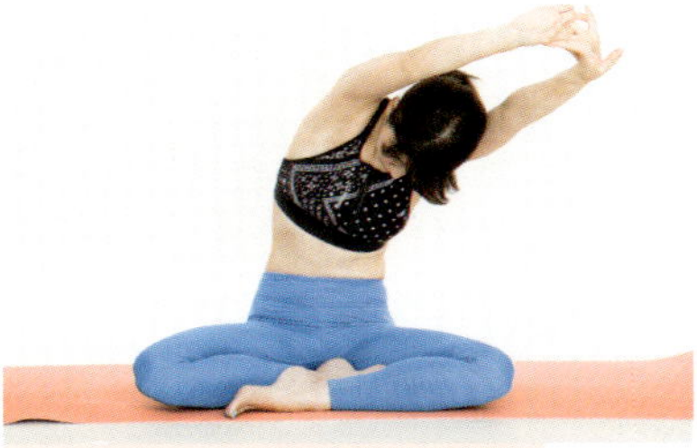

体が前に倒れると背中のストレッチに。

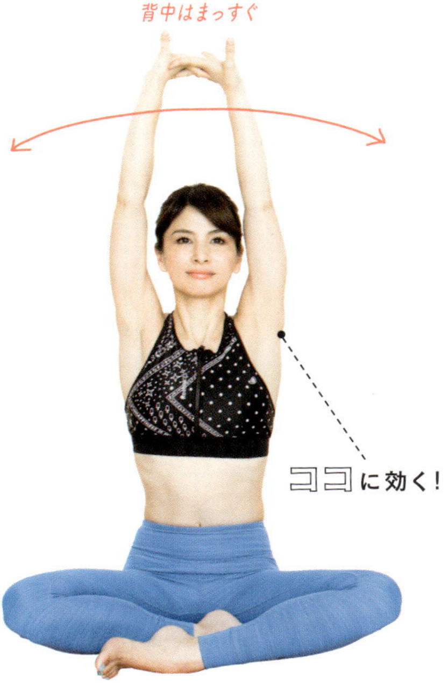
背中はまっすぐ
ココに効く！

3.

☑ 左右各1回

頭の上で手を組んで腕を伸ばし、息を吐きながらゆっくりと体を左右に倒す。

BEFORE YOGA

腰のストレッチ

ヨガでは「猫のポーズ」と呼ばれるストレッチ。
骨盤を前後に倒すこの動きは、美尻ヨガのポーズすべてに共通です。
ここで、腰まわりの筋肉をほぐしながら、
骨盤の動きをしっかりと確認して身につけてください。

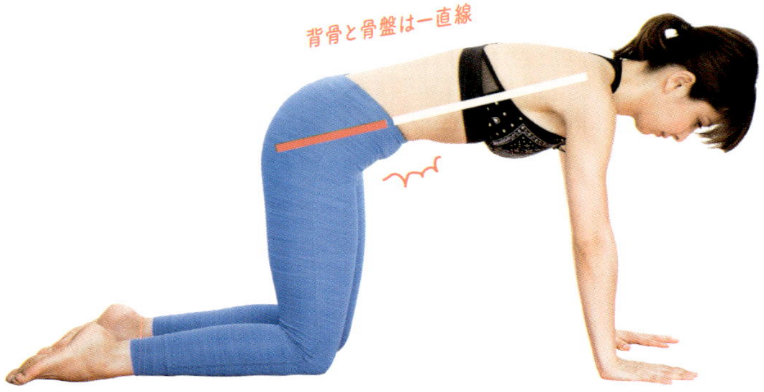

1.

両手と両ひざを肩幅に開き、手は肩、ひざはお尻の真下にくるように四つんばいになる。背骨と骨盤がまっすぐになるようにして、お腹を引き上げる。

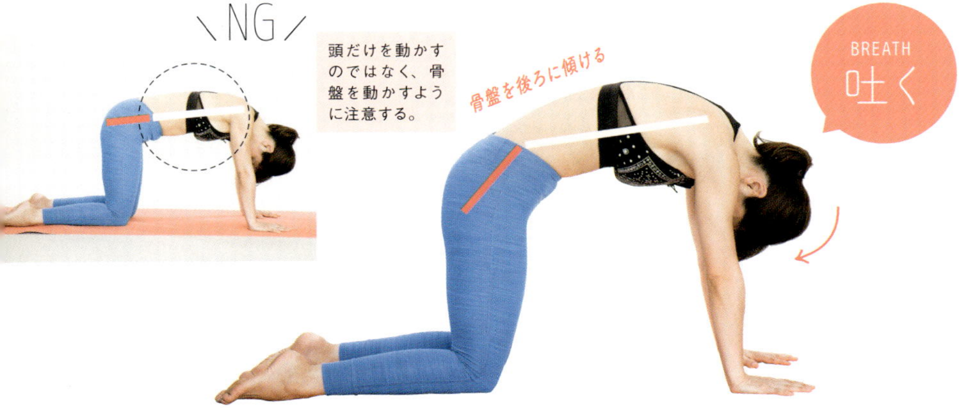
\NG/
頭だけを動かすのではなく、骨盤を動かすように注意する。
骨盤を後ろに傾ける
BREATH
吐く

2.

☑ 5呼吸分

息を吐きながらゆっくりと骨盤を後ろに傾け、背中を丸めて頭を腕の間に入れる。

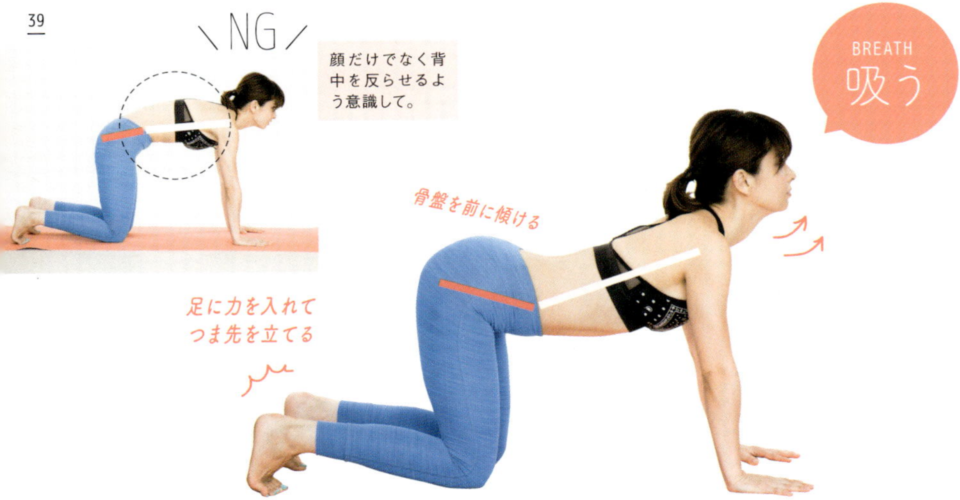
\NG/
顔だけでなく背中を反らせるよう意識して。
BREATH
吸う
骨盤を前に傾ける
足に力を入れて
つま先を立てる

3.

☑ 5呼吸分

息を吸いながら骨盤を前に傾け、背中を反らせて顔を上げる。

YOGA & WORKOUT

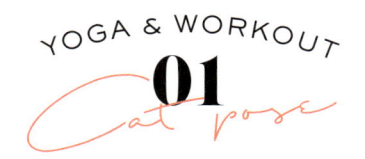

01

Cat pose

片足の猫のポーズ

38ページの「腰のストレッチ」に脚の動きを
プラスして、負荷をアップ。お腹の引き締めにも効果的。
体はねじらず、脚を高く上げるよりも
骨盤を大きく前後に動かすことが効果アップのカギ。

運動強度 ♥♡♡

☐ STANDARD LEVEL: 左右各5回

☐ ADVANCED LEVEL: 左右各10回

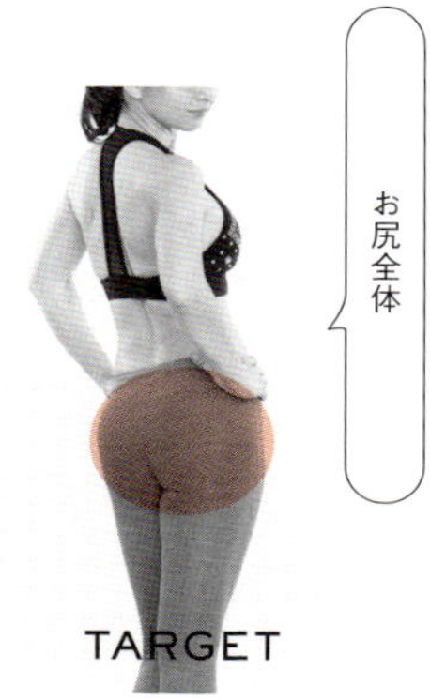

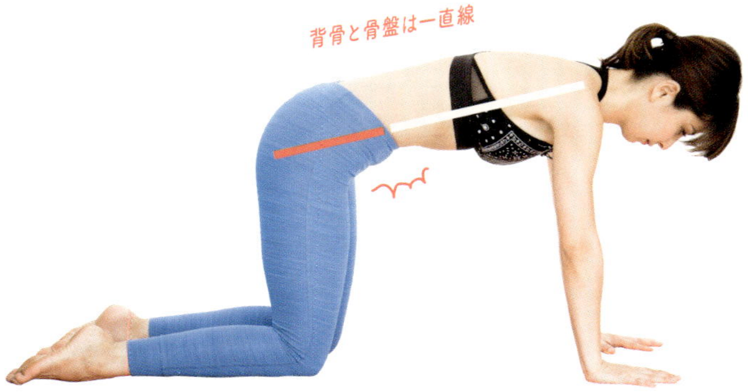

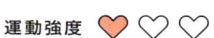

1.

両手と両ひざを肩幅に開き、手は肩、ひざはお尻の真下にくるように四つんばいになる。背骨と骨盤がまっすぐになるようにして、お腹を引き上げる。

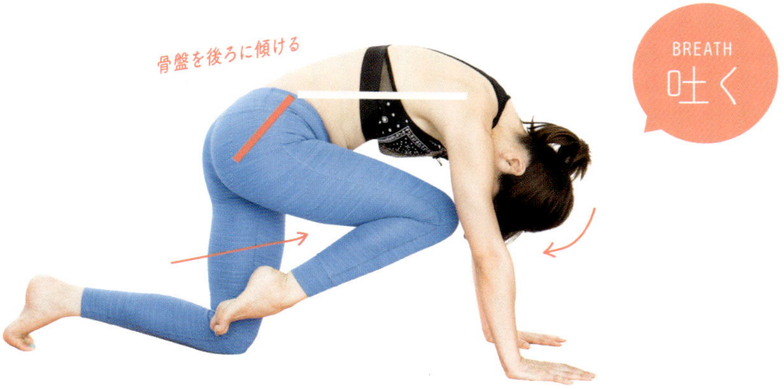
BREATH
吐く
骨盤を後ろに傾ける

2.

息を吐きながらゆっくりと頭を腕の間に入れて背中を丸め、片方の脚を胸に引き寄せる。

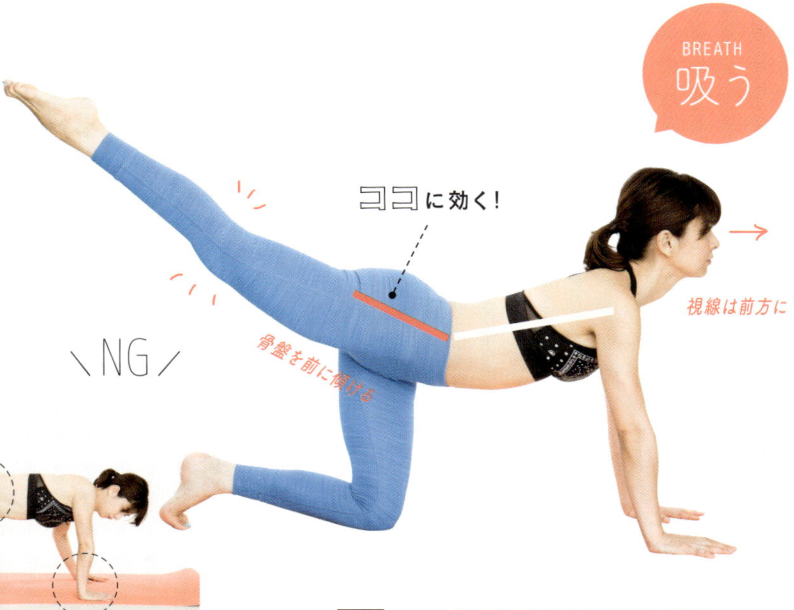
BREATH
吸う
ココに効く！
視線は前方に
骨盤を前に傾ける

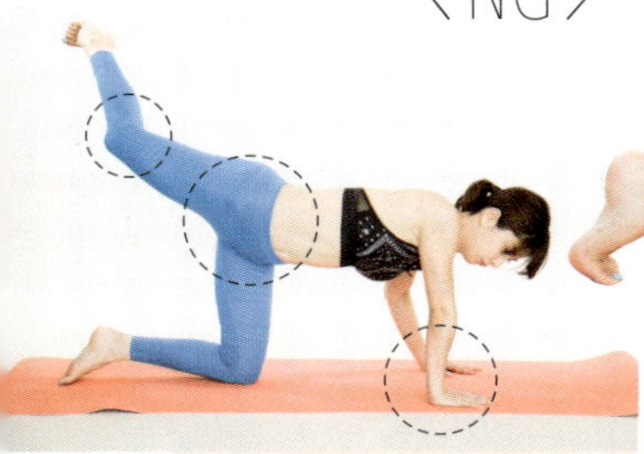

手と肩の位置は変えず、体が開かないようしっかりと支える。上げる脚のひざは伸ばす。

3.

息を吸いながら顔を上げて背中を反らせ、引き寄せた脚を後ろに上げる。

YOGA & WORKOUT

02

Cat workout

片足の猫のワークアウト1

40ページの「片足の猫のポーズ」から
上げた脚を体の左右に上げ下ろしします。
脚の重さを負荷に利用して、
お尻全体を引き締め、ウエストにくびれも。

運動強度 ♥♥♡

☐ STANDARD LEVEL: 左右各10回

☐ ADVANCED LEVEL: 左右各15回

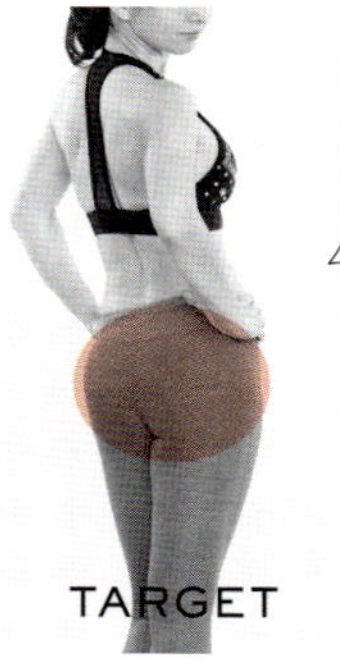

お尻全体

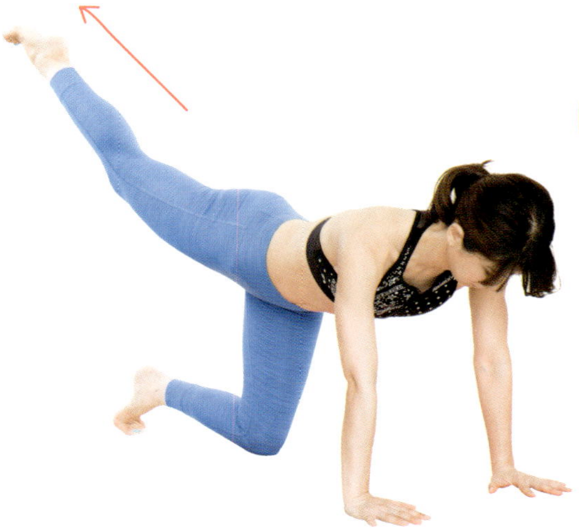

BREATH
吸う

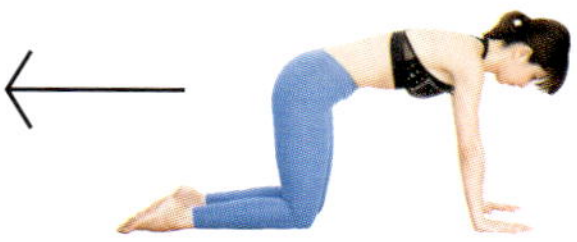

1.

両手と両ひざを肩幅に開いて四つんばいになり、息を吸いながら片方の脚を後ろに上げる。

＼NG／

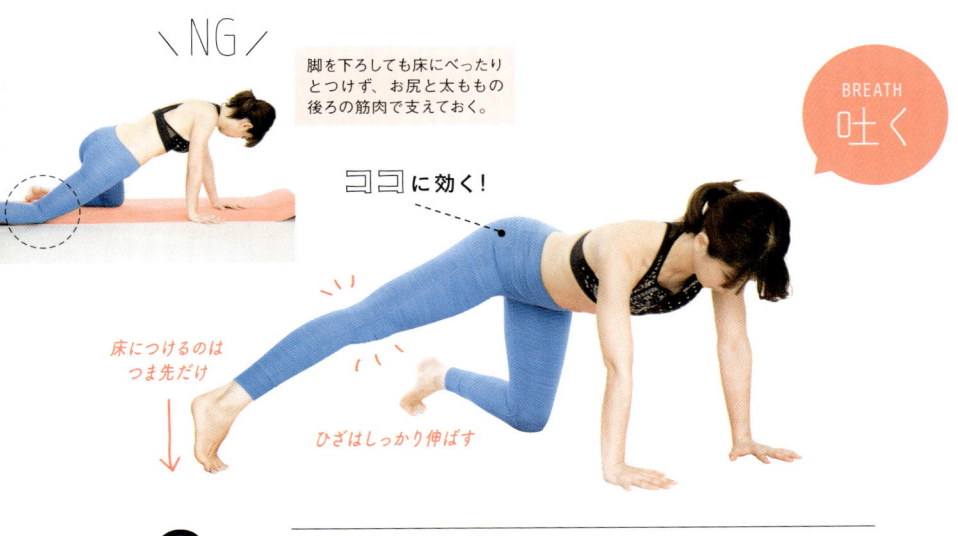

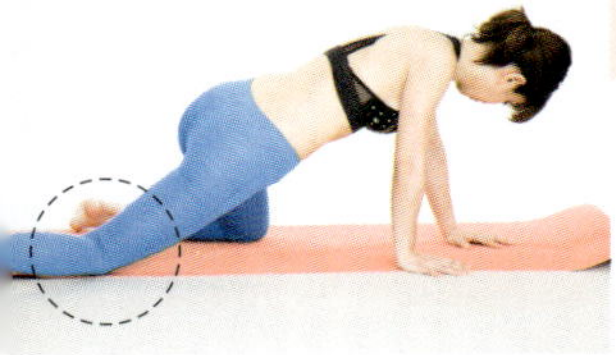

脚を下ろしても床にべったりとつけず、お尻と太ももの後ろの筋肉で支えておく。

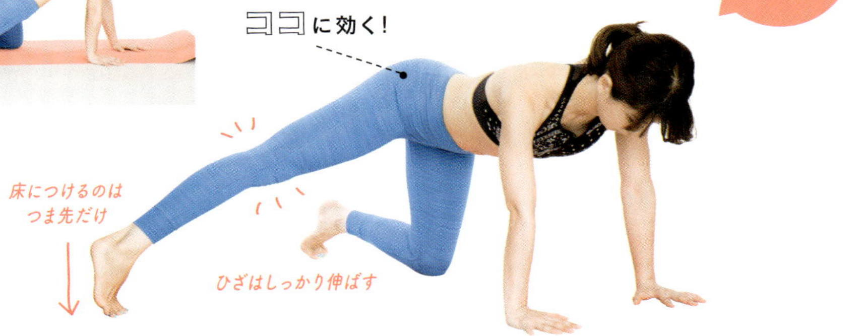
BREATH
吐く
ココに効く！
床につけるのはつま先だけ
ひざはしっかり伸ばす

2. 息を吐きながら、上げた脚をお尻の横に下ろしてつま先を軽く床につける。

＼NG／

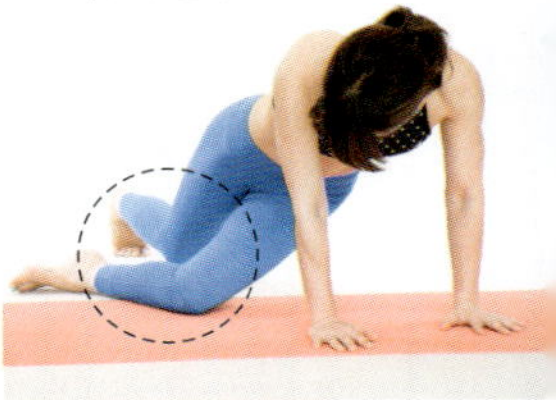

体がねじれてしまわないよう注意して。

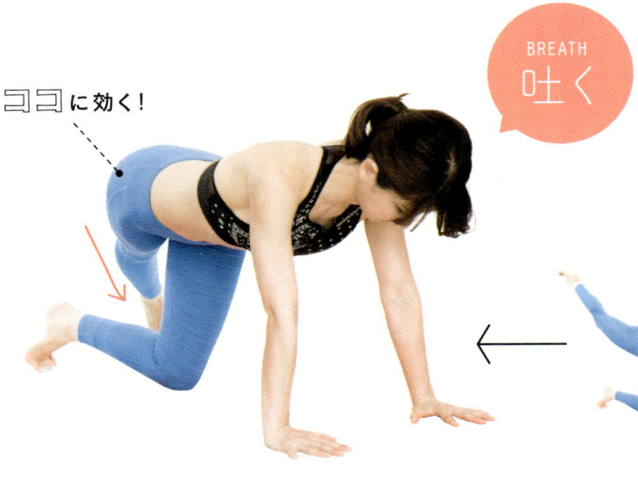
ココに効く！
BREATH
吐く

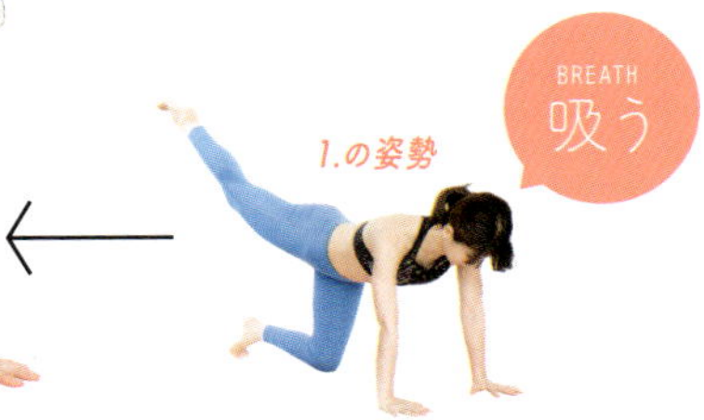
1.の姿勢
BREATH
吸う

3. 息を吸いながら、下ろした脚をもう一度1の位置に上げ、吐きながら逆側に下ろしてつま先を軽く床につける。

YOGA & WORKOUT

03

Cat workout

片足の猫のワークアウト2

ひざはただ曲げるのではなく、外側に出すことで
お尻の下のほうの筋肉にしっかり効きます。
ウエストとの境目をはっきりさせ
プリンと立体感のあるお尻をつくります。

運動強度 ♥♥♡

☐ STANDARD LEVEL: 左右各10回

☐ ADVANCED LEVEL: 左右各20回

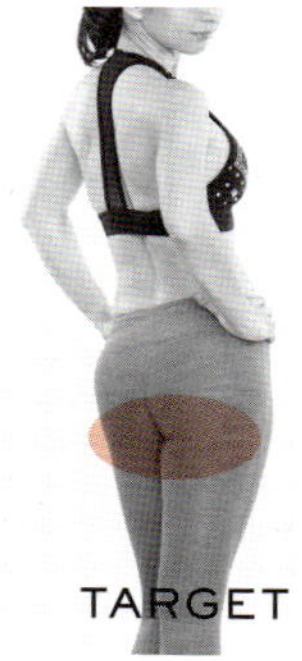

お尻の下部

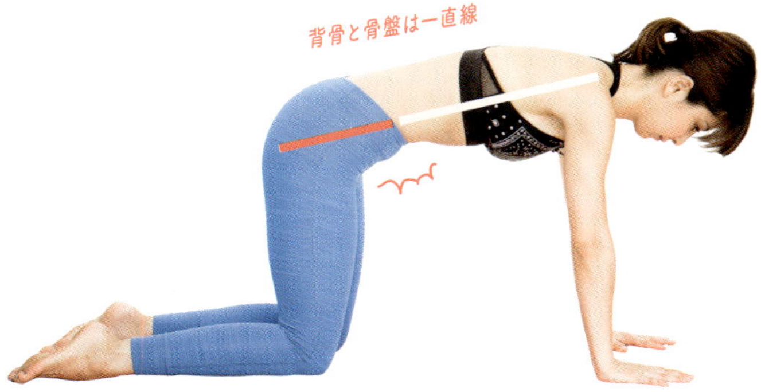

1.

両手と両ひざを肩幅に開き、手は肩、ひざはお尻の真下にくるように四つんばいになる。背骨と骨盤がまっすぐになるようにして、お腹を引き上げる。

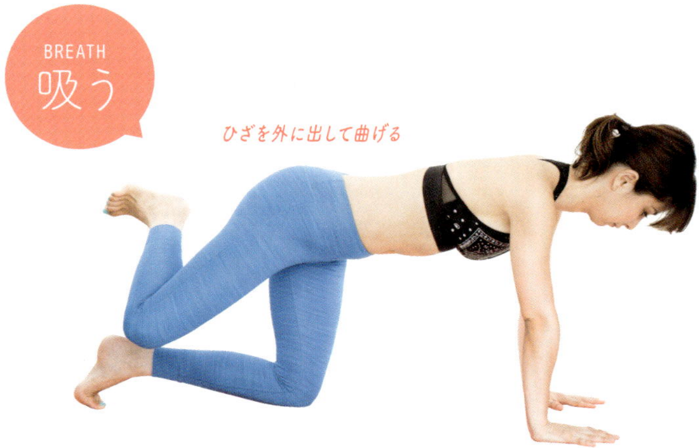
BREATH
吸う
ひざを外に出して曲げる

2.

息を吸いながら、片脚のひざを外側に出して曲げる。

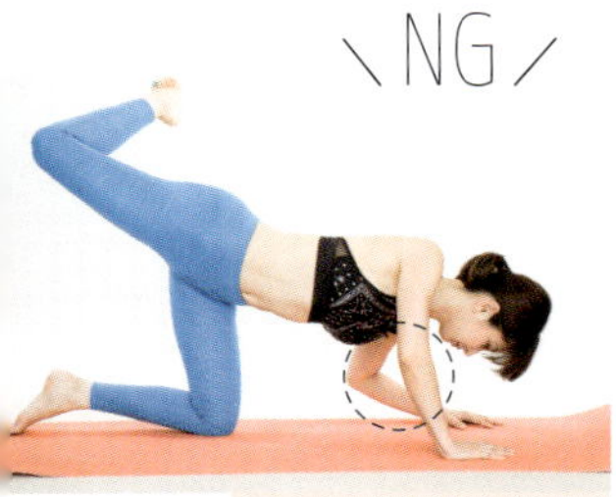

体が開かないよう、腕でしっかり支える。つま先だけでなく脚全体を上げるよう注意して。

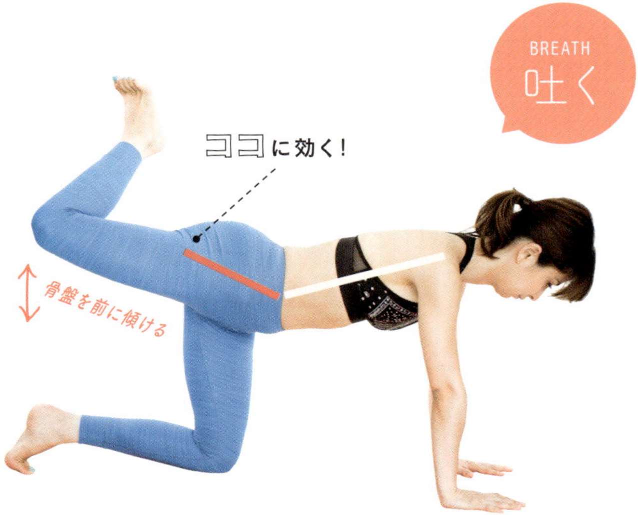
BREATH
吐く
ココに効く！
骨盤を前に傾ける

3.

ひざを外側に出したまま、息を吐きながら脚を小さく上下する。

YOGA & WORKOUT

04

Dancing cat pose

踊る猫のポーズ

お尻を中心に、背中から腰にかけての引き締めと
全身の血流アップに効果的です。
お腹をしっかりと引き上げていないと
バランスがくずれてしまうので注意しましょう。

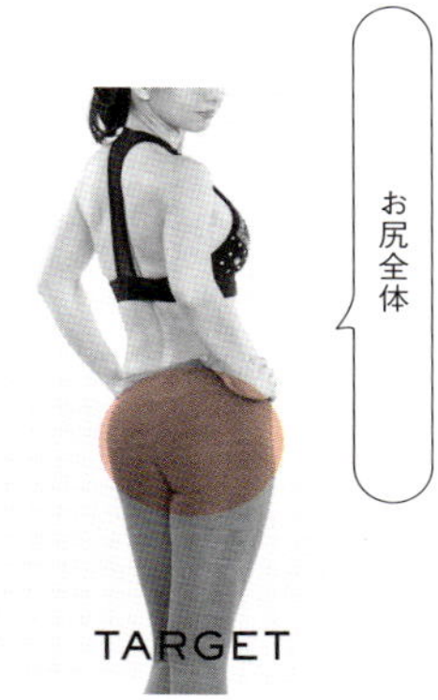

運動強度 ♥♡♡

- STANDARD LEVEL: 左右各5回
- ADVANCED LEVEL: 左右各10回

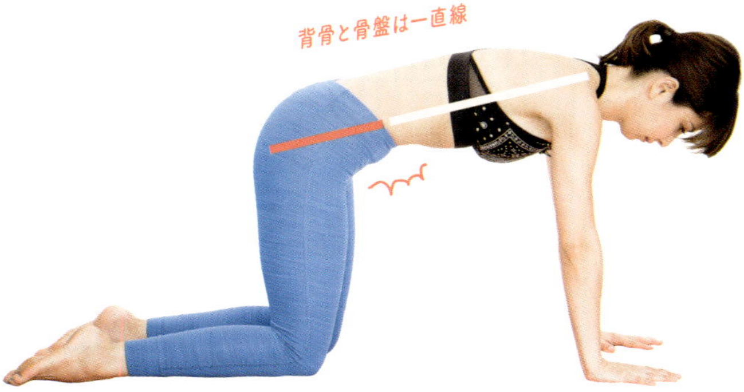

1.

両手と両ひざを肩幅に開き、手は肩、ひざはお尻の真下にくるように四つんばいになる。背骨と骨盤がまっすぐになるようにして、お腹を引き上げる。

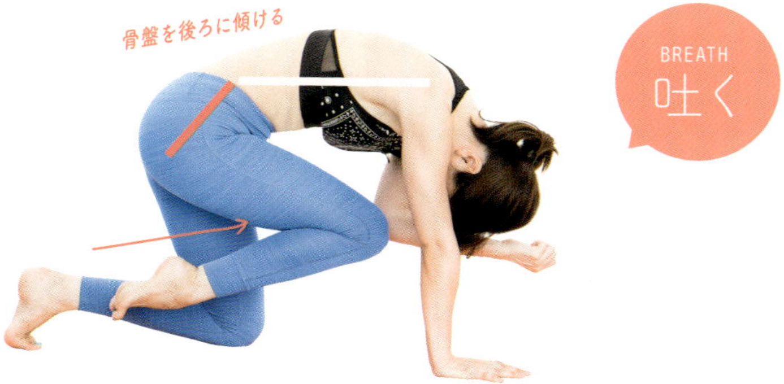
骨盤を後ろに傾ける
BREATH
吐く

2.

息を吐きながらゆっくりと頭を腕の間に入れて背中を丸め、片方のひじと対角線上にある脚を胸に引き寄せる。

上げる脚のひざはしっかりと伸ばす。背中は床と平行を保ち、体が開かないよう注意して。

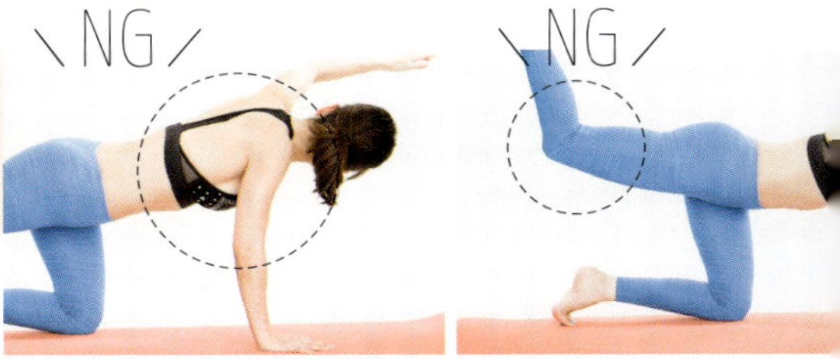

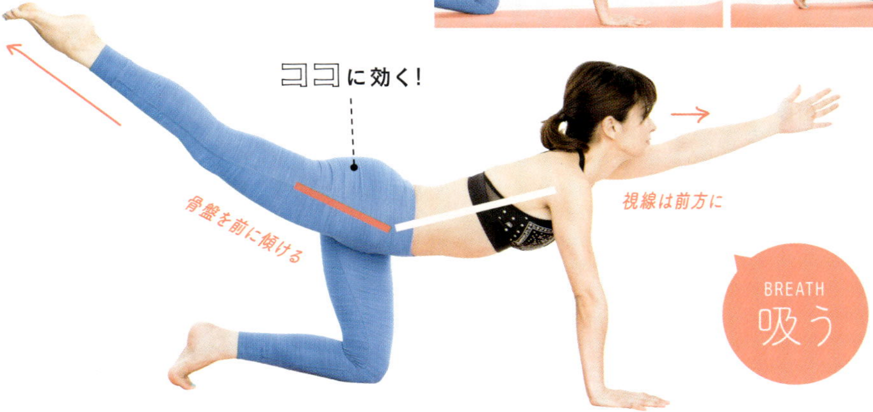
ココに効く!
視線は前方に
骨盤を前に傾ける
BREATH
吸う

3.

息を吸いながら顔を上げて背中を反らせ、引き寄せた腕を前に伸ばし、脚を後ろに上げる。

YOGA & WORKOUT

05

Locust pose

バッタのポーズ

背中から太ももにかけての引き締めや姿勢矯正、
便秘や肩こりの改善にも有効と言われています。
力を入れたとき息を止めてしまう方がいますが
自然な呼吸で十分に酸素を取りこんでください。

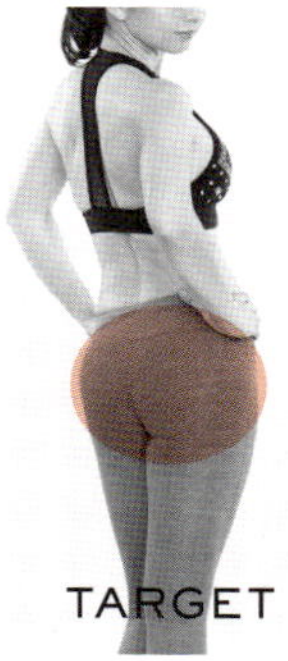

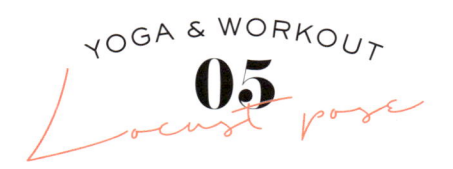

運動強度 ♥♥♡

☑ STANDARD LEVEL: 5秒×5回

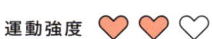

☑ ADVANCED LEVEL: 5秒×10回

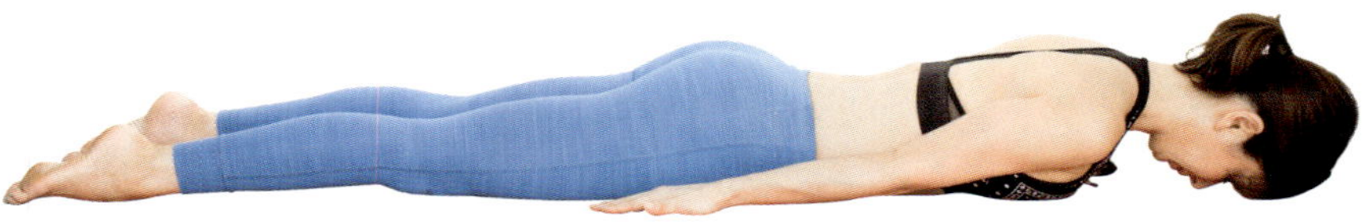

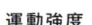

1.

床にうつぶせになる。足は肩幅に開き、腕は手のひらを下にして体の横に。

＼NG／

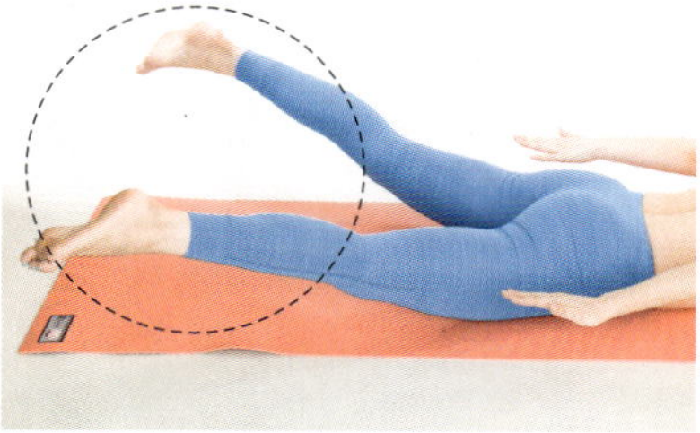

＼NG／

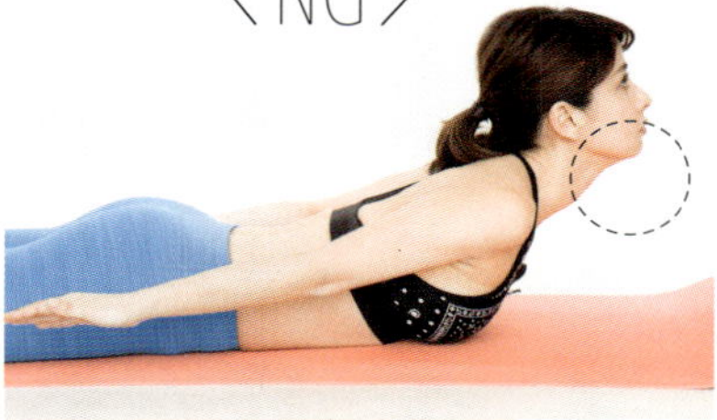

足を開きすぎると腰に負担がかかる。あごを上げると肩に力が入り、背筋が使いにくくなるので注意して。

＼POINT／

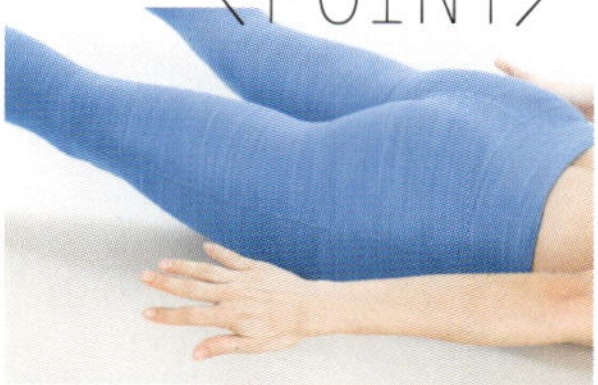

手のひらは下に向ける。

BREATH
吸う

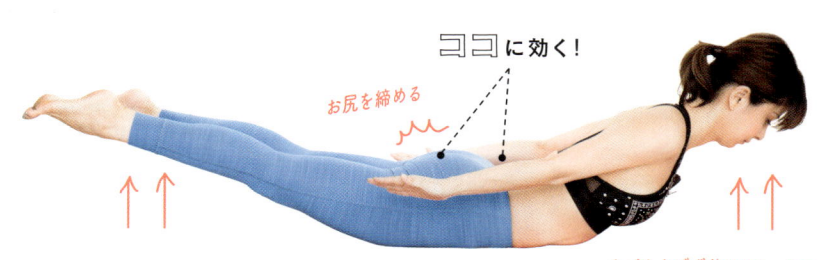

2.

息を吸いながら上体と脚を高く上げる。そのまま5秒ほど自然な呼吸をくりかえす。

YOGA & WORKOUT

06

Bound angle pose

うつぶせの合《がっ》蹠《せき》のポーズ

ふだんの生活で使うことの少ない
お尻の上部や側面の筋肉にアプローチ。
足の裏をギュッと強く合わせることで
骨盤のゆがみも整い、O脚矯正も期待できます。

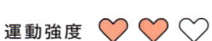

運動強度 ♥♥♡

☑ STANDARD LEVEL: 5秒×10回

☑ ADVANCED LEVEL: 5秒×20回

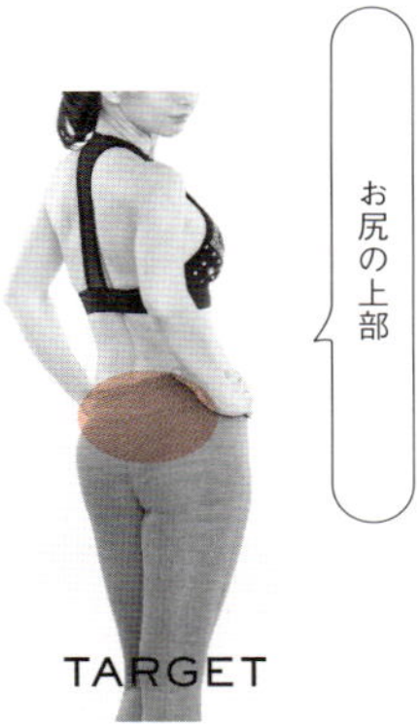

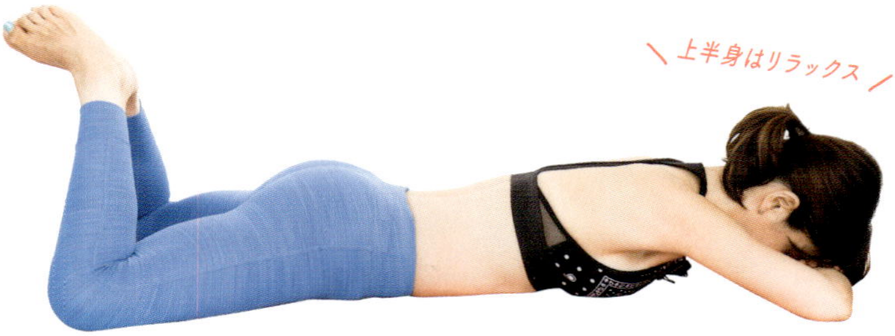

1. 床にうつぶせになる。ひざを開いて脚を曲げ、両足の裏を合わせる。
腕は楽な位置に。

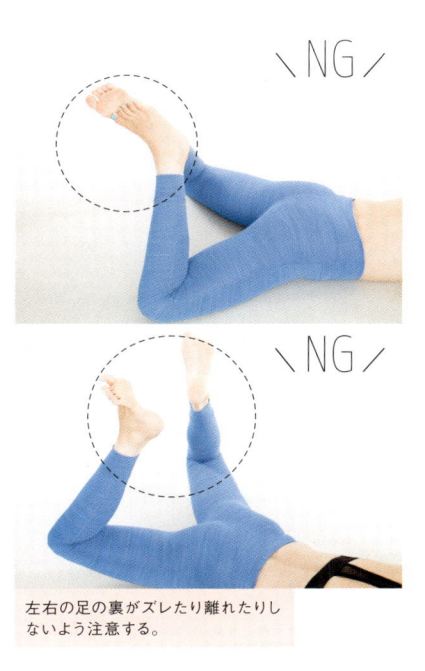

＼NG／

＼NG／

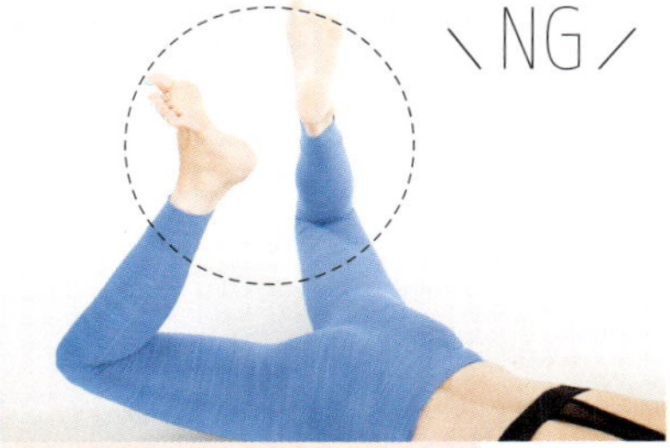

左右の足の裏がズレたり離れたりしないよう注意する。

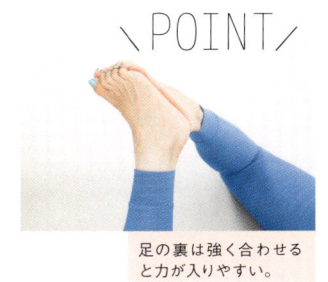

＼POINT／

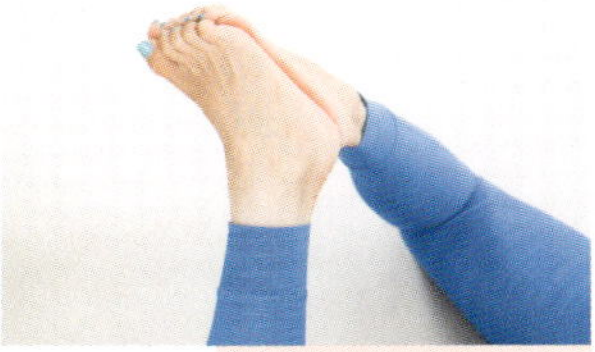

足の裏は強く合わせると力が入りやすい。

BREATH
吸う

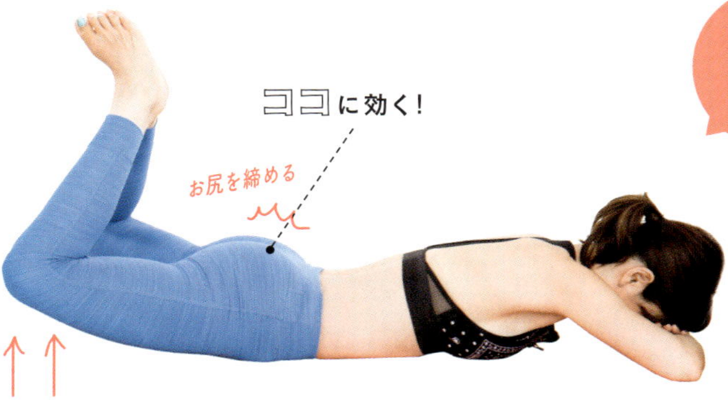

2.

息を吸いながら脚の形は変えずにひざを上げる。頭の位置はそのままで、５秒ほど自然な呼吸をくりかえす。

YOGA & WORKOUT

07

Halfbow pose

半分の弓のポーズ

脚を上げるだけでなく、お尻と太ももの後ろ側に
力を入れてしっかりと体を反らせましょう。
脚を後ろに押し出すようにして
上体を起こすとより効率よく筋肉を刺激できます。

運動強度 ♥♥♡

☐ STANDARD LEVEL: 左右各5秒×5回

☐ ADVANCED LEVEL: 左右各5秒×7回

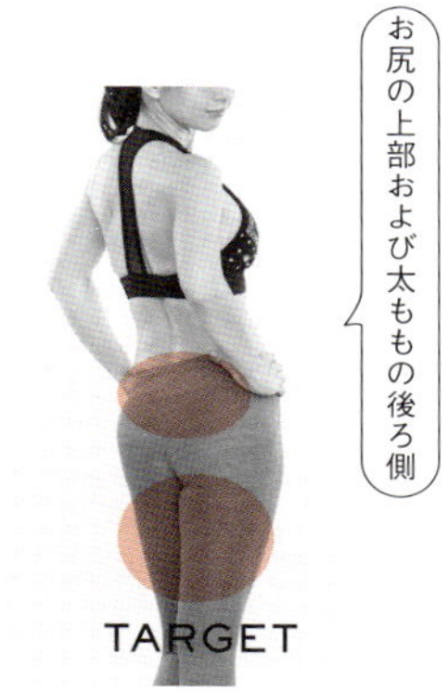
お尻の上部および太ももの後ろ側
TARGET

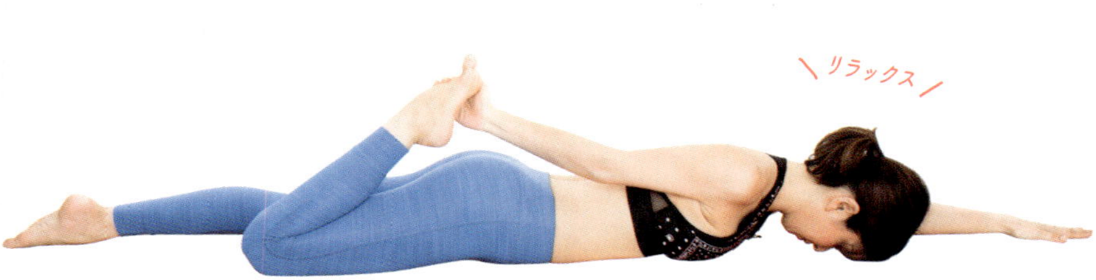
＼リラックス／

1.

床にうつぶせになる。片方のつま先を同じ側の手で持ち、反対側の腕は耳につけるようにして伸ばす。

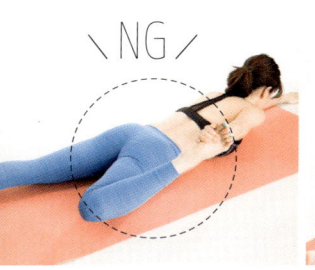

＼NG／

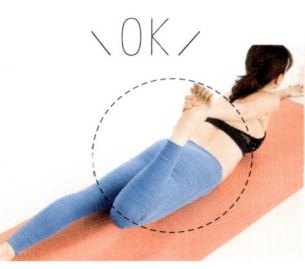

＼OK／

ひざは腰幅程度に開き、上体はそのままの向きで起こす。ひざを開きすぎると上体がゆがむので注意して。

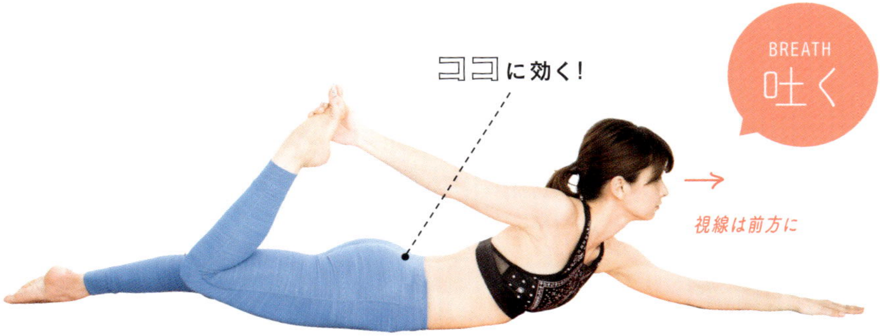

2. 息を吐きながらゆっくりと脚と手を引き合って上体を起こす。

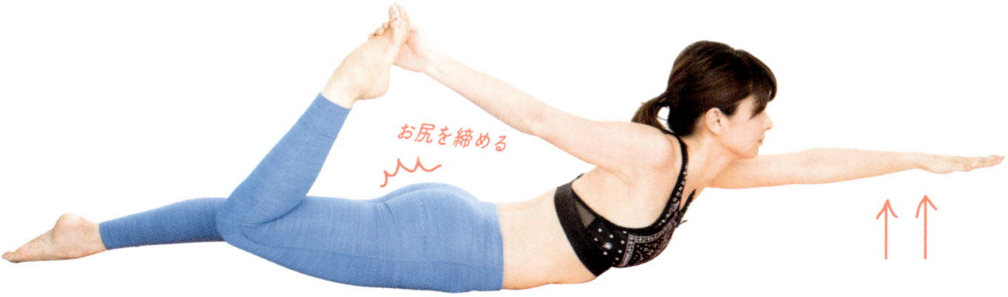

3. 伸ばした腕を床と平行になるよう上げる。視線は前に向け、５秒ほど自然な呼吸をくりかえす。

YOGA & WORKOUT

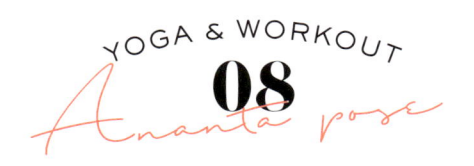

08

Ananta pose

アナンタのポーズ

お尻の横から全体にかけての大きな筋肉を
刺激します。腰を「く」の字に曲げず、天井から見て
体が一直線になるようキープ。
勢いをつけずにゆっくり行いましょう。

運動強度 ♥♡♡

- STANDARD LEVEL: 左右各10回
- ADVANCED LEVEL: 左右各20回

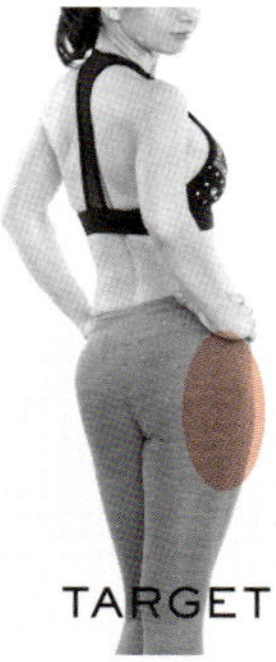

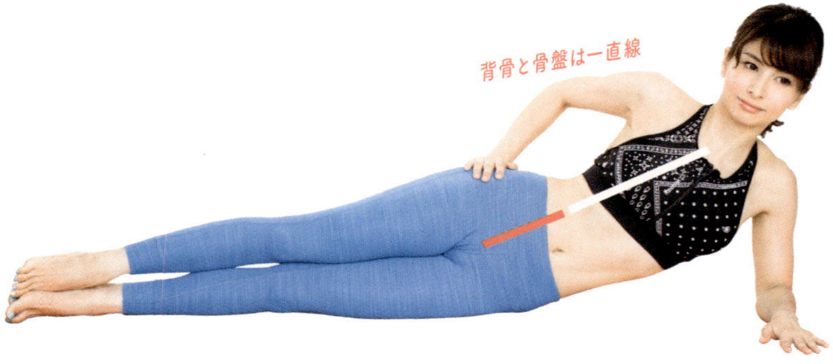

1.

床に横向きになる。片方のひじを直角に曲げ、肩の下において上体を起こす。両ひざは伸ばし、反対側の手は腰に添える。

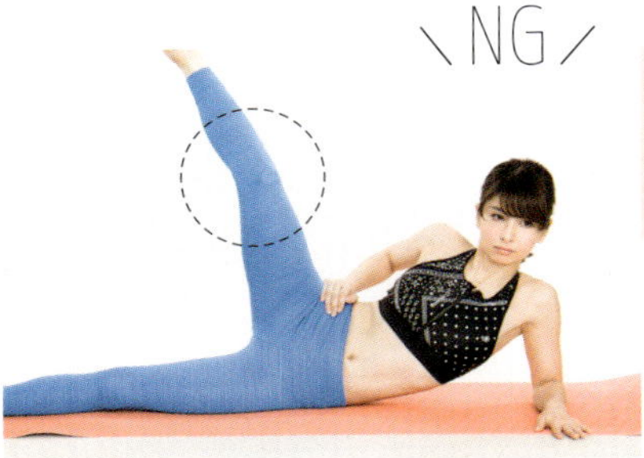

上げる脚のひざはしっかりと伸ばす。上体があおむけになると腹筋運動になってしまうので注意して。

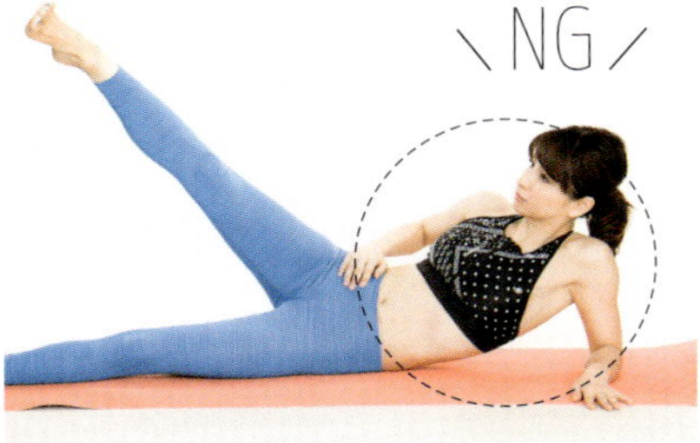

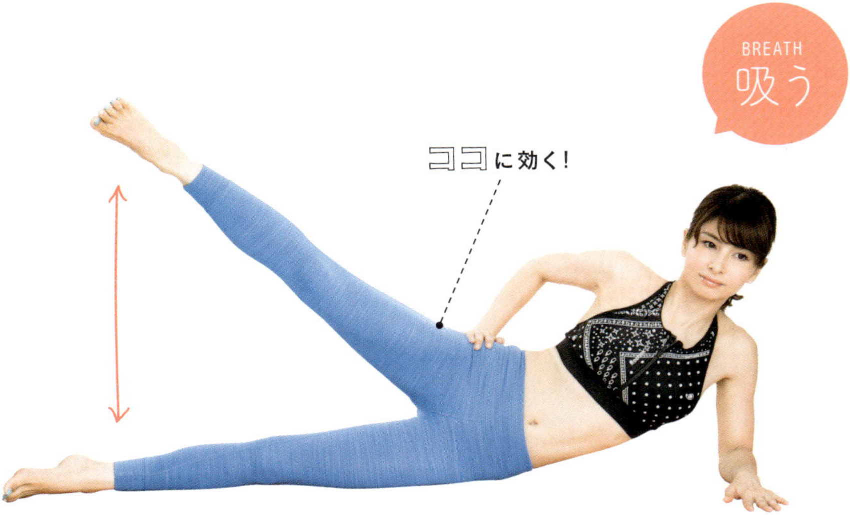

2.

息を吸いながらゆっくりと上の脚を上げ、吐きながら下ろす。

YOGA & WORKOUT

09

Bound angle pose

横向きの合《がっ》蹠《せき》のポーズ

股関節を外側に回す動きで、体表面近くの
大きな筋肉と奥にあるインナーマッスルも鍛えます。
ひざは直角をキープし前に押し出すイメージで
ゆっくりと脚を開いていきましょう。

運動強度 ♥♡♡

☐ STANDARD LEVEL: 左右各10回

☐ ADVANCED LEVEL: 左右各20回

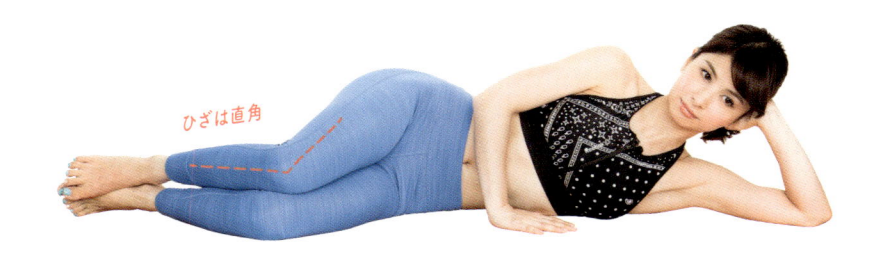

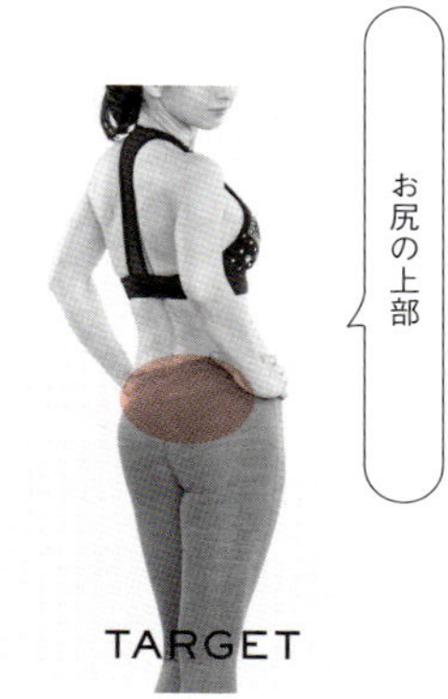

1. 床に横向きになり、両ひざを直角に曲げる。片方の腕で頭を支え、
反対側の手は軽く床におく。

＼NG／

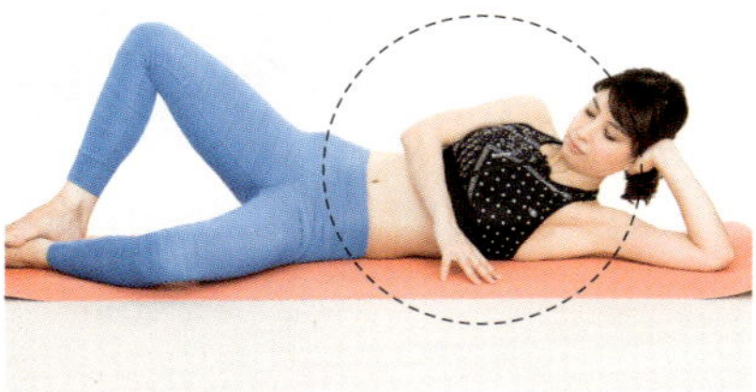

＼NG／

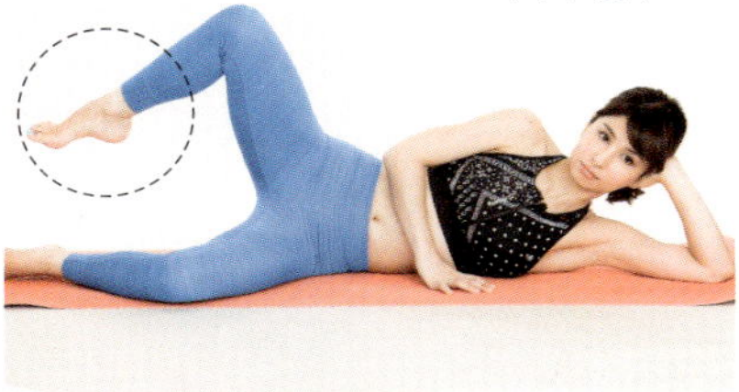

上体はあおむけにならないよう、横向きを保つ。足の裏が離れないよう注意して。

BREATH
吸う

ココに効く!

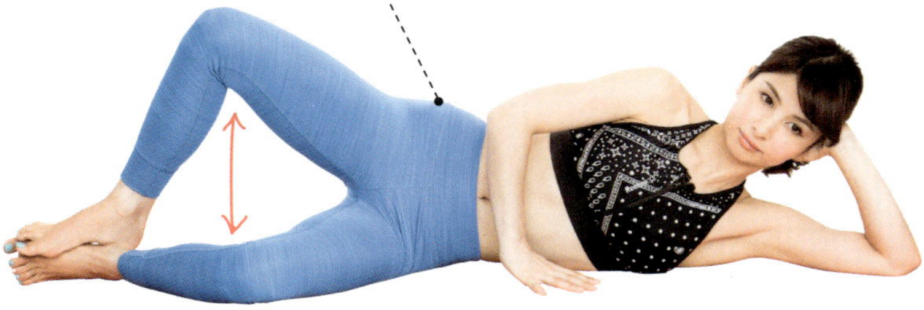

2.

息を吸いながらゆっくりとひざを開いて足の裏を合わせ、吐きながら元に戻す。

YOGA & WORKOUT
10
Side plank workout

賢者のワークアウト

体幹を強化する「賢者のポーズ」のアレンジ。
始めはややハードに感じるかもしれませんが、
お尻のほか、ウエストや太ももにも効くので
ぜひがんばってトライしてください。

運動強度 ♥♥♥

☐ STANDARD LEVEL: 左右各5回

☐ ADVANCED LEVEL: 左右各10回

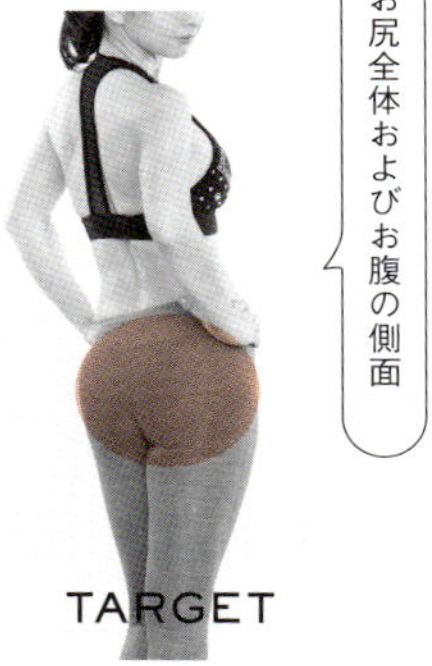

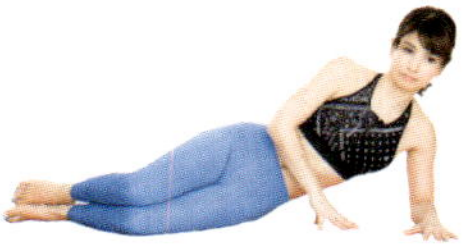

↓

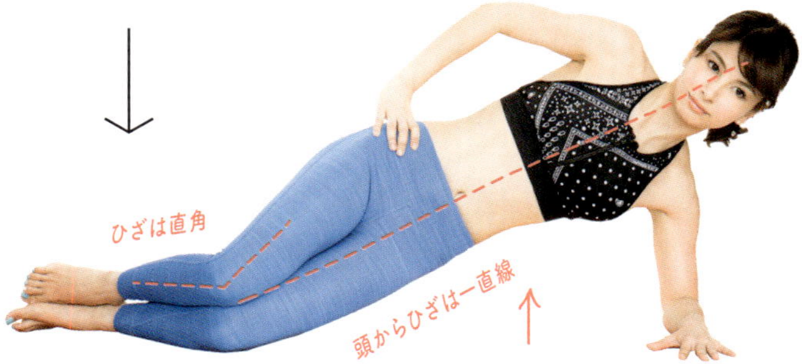

1. 床に横向きになり、両ひざを直角に曲げる。片方のひじを直角に曲げ、肩の下において上体を起こす。ひざから頭が一直線になるよう腰を上げ、反対側の手は腰に添える。

BREATH
吸う

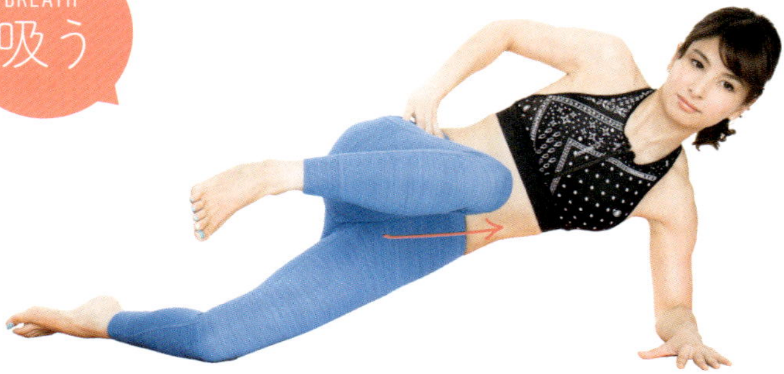

2.

息を吸いながら上の脚のひざを胸に引き寄せる。

＼NG／

蹴り出す際ひざが伸びると効果が半減する。

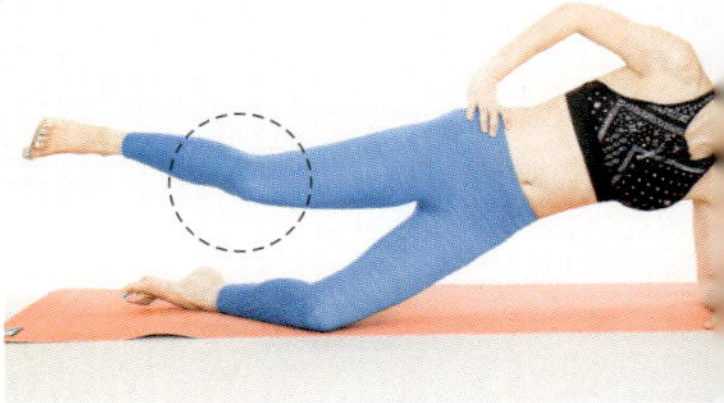

BREATH
吐く

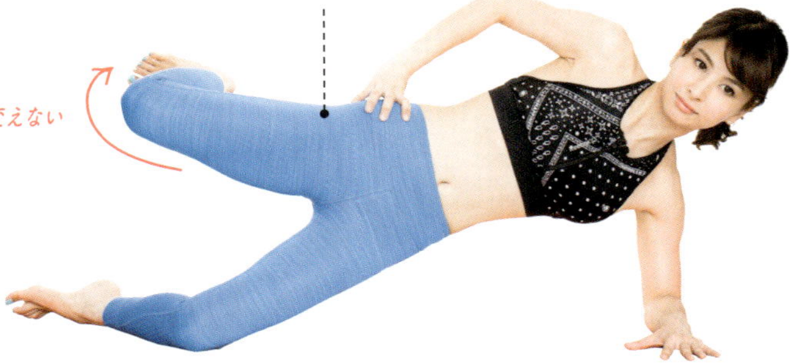

3.

息を吐きながら、引き寄せた脚を後ろに蹴り出す。

YOGA & WORKOUT

11

Bound angle pose

合《がっ》蹠《せき》のポーズ

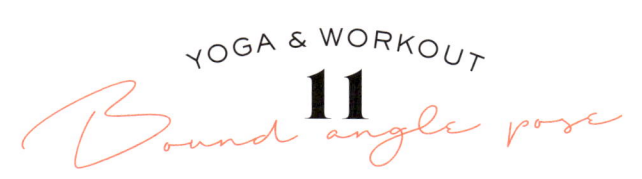

お尻を思い切り引き上げてキュッと締めたら、最後に骨盤を動かして恥骨を手前に引き寄せるのがポイント。骨盤底筋を引き締めて、お尻だけでなく下腹やウエストにもアプローチします。

運動強度 ♥♥♡

☑ STANDARD LEVEL: 5秒×10回

☑ ADVANCED LEVEL: 5秒×15回

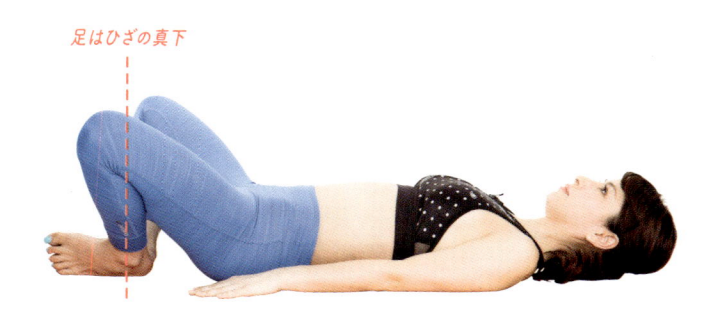

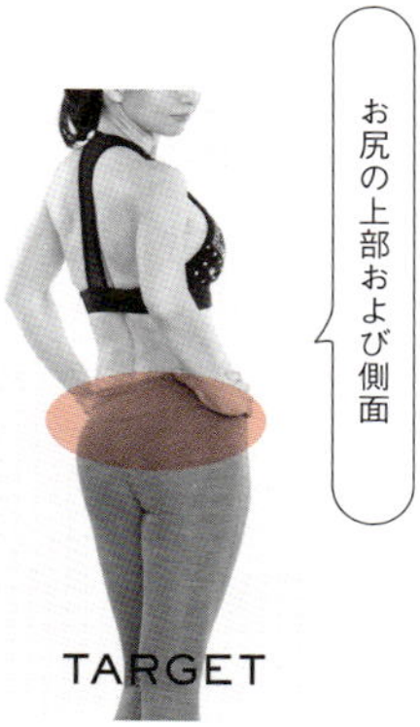

1.

床にあおむけになる。ひざを開いて曲げ、両足の裏を合わせる。腕は楽な位置に。

＼NG／

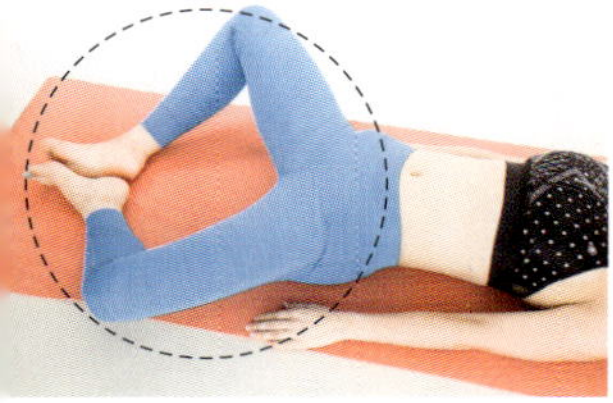

＼OK／

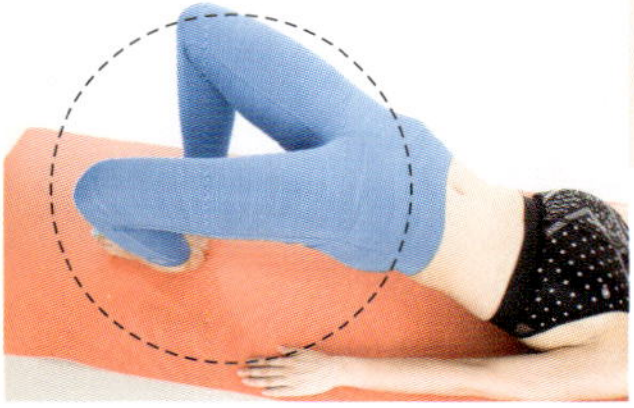

足はひざの真下に来るようにする。ひざが開きすぎるとお尻が上がりにくいので注意して。

BREATH
吸う

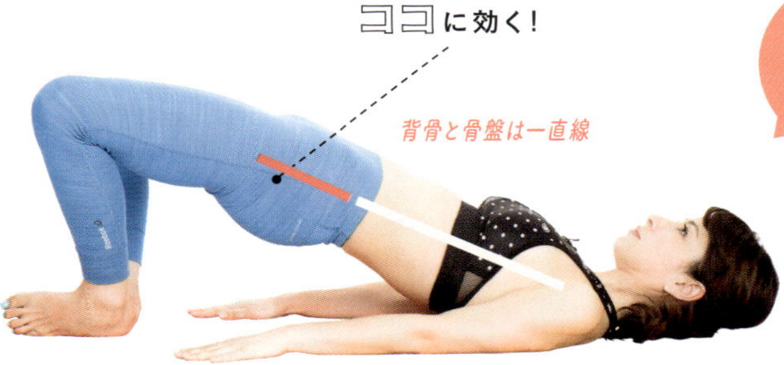

2.

息を吸いながら足の裏を強く合わせ、お尻を引き上げる。

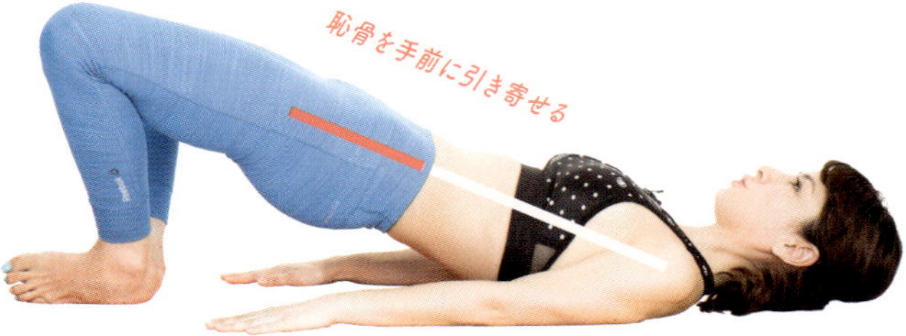

3.

恥骨を手前に引き寄せ、そのまま5秒ほど自然な呼吸をくりかえす。

YOGA & WORKOUT

12

Warrior pose

戦士のポーズ&ワークアウト

太ももやお尻のほか腹筋、背筋といった
全身の大きな筋肉を使う戦士のポーズは、
代謝アップにも効果的。その後の脚上げでは
インナーマッスルをとことん刺激します。

運動強度 ♥♥♥

☑ STANDARD LEVEL: 左右各10回

☑ ADVANCED LEVEL: 左右各15回

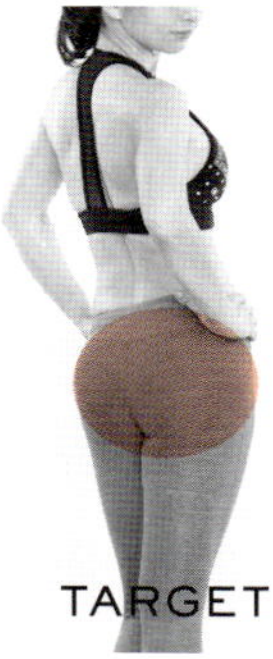

お尻全体および脚

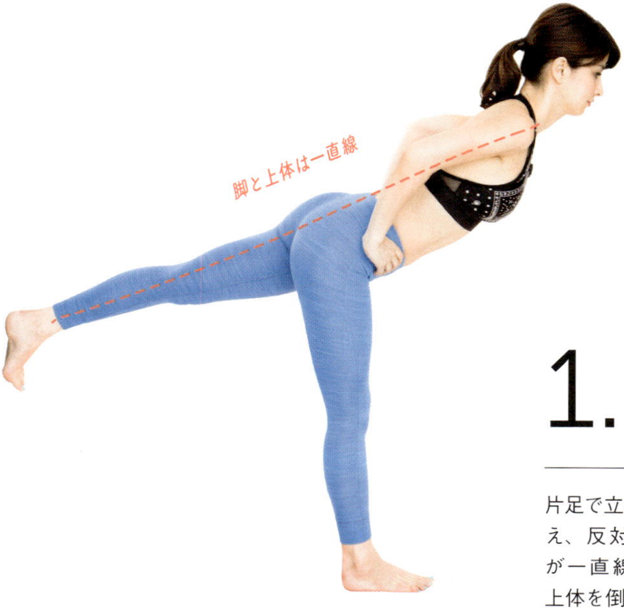

1.

片足で立って手は腰に添え、反対側の脚と上体が一直線になるように上体を倒す。

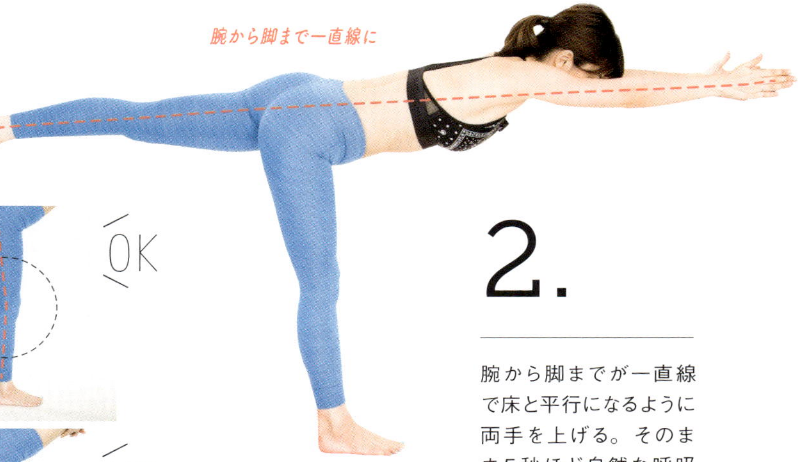
腕から脚まで一直線に

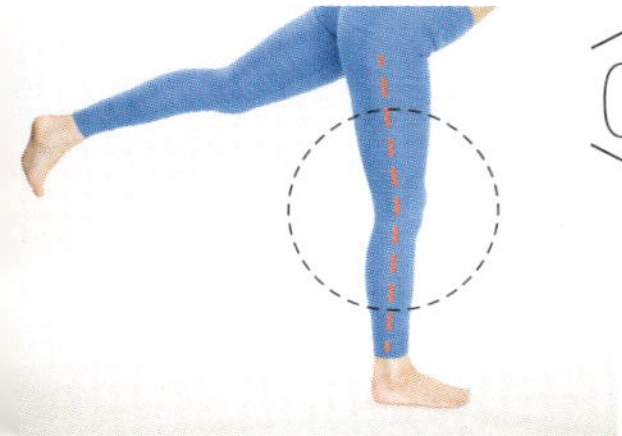

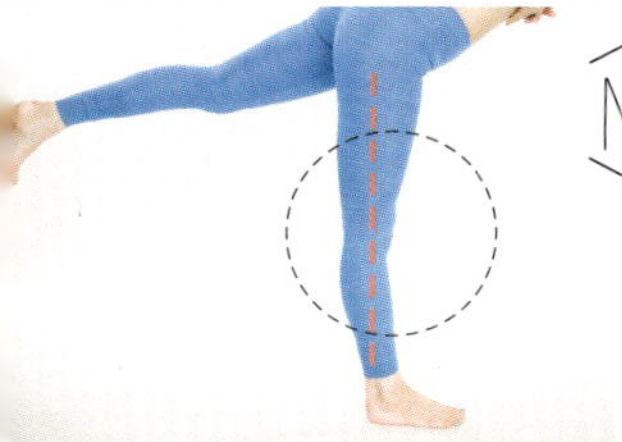

軸足のひざはピンと伸ばさず、軽くゆるめておく。

2.

腕から脚までが一直線で床と平行になるように両手を上げる。そのまま5秒ほど自然な呼吸をくりかえす。

BREATH
吐く

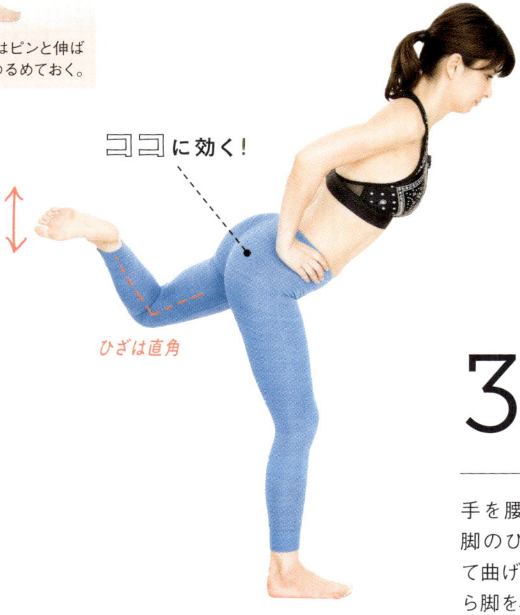
ココに効く!
ひざは直角

3.

手を腰に戻し、上げた脚のひざを外側に出して曲げる。息を吐きながら脚を小さく上下する。

YOGA & WORKOUT

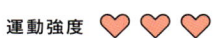

13

Bijiri squat

美尻スクワット1

アスリートが下半身強化のために行う
「ブルガリアンスクワット」を、
お尻に特化してアレンジ。上体を前に出し、
お尻から引き上げるイメージで行いましょう。

運動強度 ♥♥♥

☐ STANDARD LEVEL: 左右各10回

☐ ADVANCED LEVEL: 左右各20回

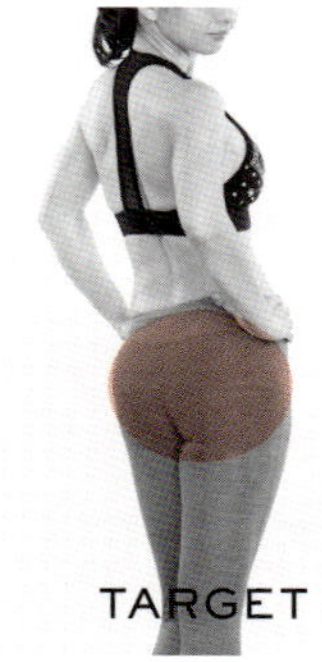

お尻全体および脚

1.

片足で立って手は腰に添え、反対側の足はひざくらいの高さの椅子などに軽くのせる。

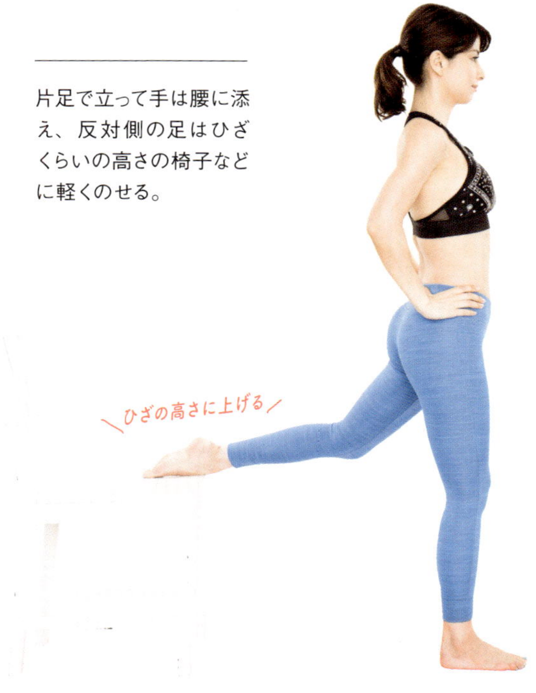

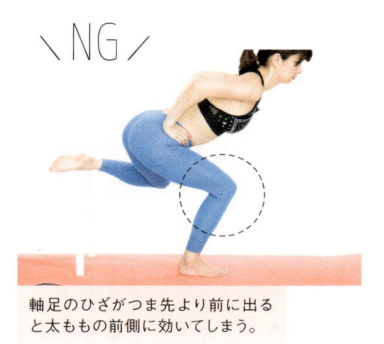

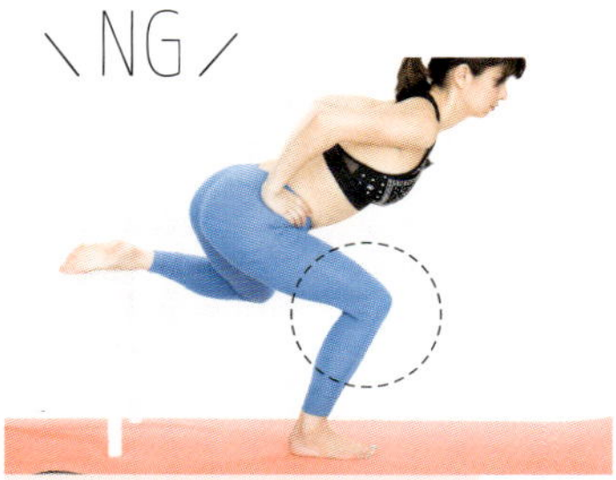

軸足のひざがつま先より前に出ると太ももの前側に効いてしまう。

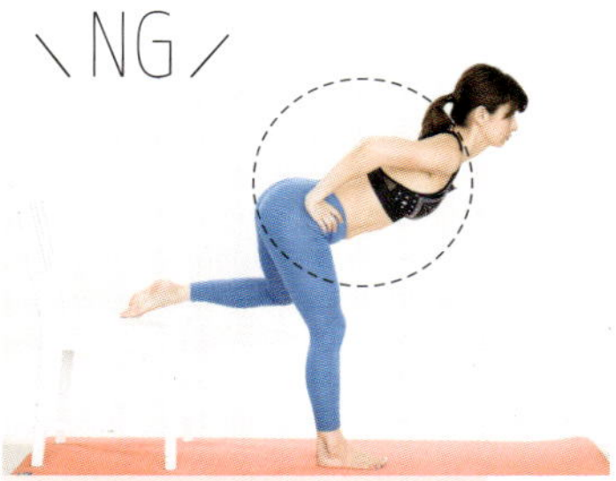

ひざを伸ばしたまま上体だけ傾けるとただの背筋運動になってしまう。

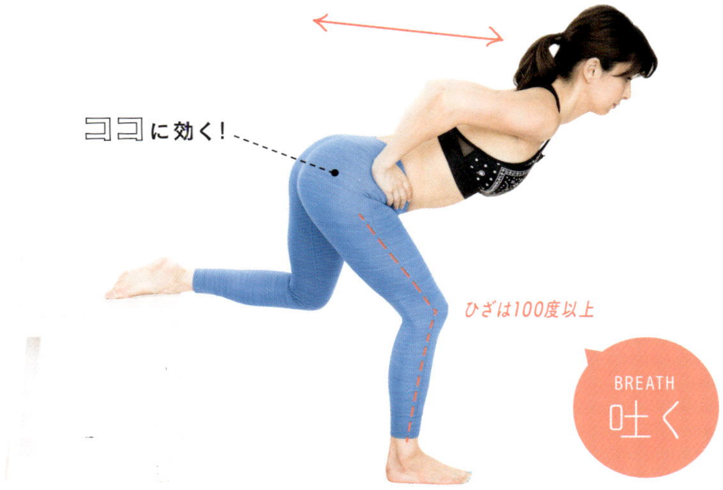

2.

息を吐きながらゆっくりと軸足のひざを曲げて上体を前に倒す。息を吸いながらゆっくりと元の体勢に戻す。

YOGA & WORKOUT

14

Bijiri squat

美尻スクワット2

片方の足をクリアファイルなどにのせて
引き寄せるエクササイズ。キツい動きですがその分
効果は抜群で、レッスンでもよくおすすめしています。
開脚運動にならないよう、必ずお尻から引き上げて。

運動強度 ♥♥♥

☐ STANDARD LEVEL: 左右各5回

☐ ADVANCED LEVEL: 左右各10回

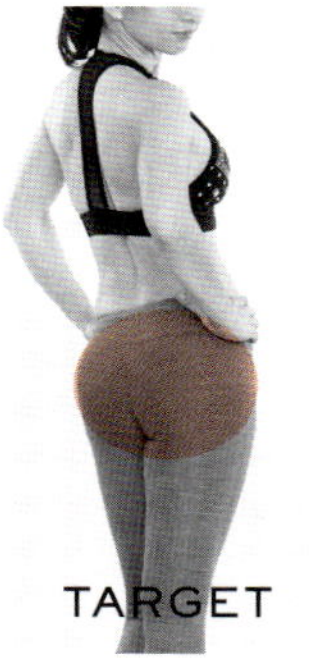

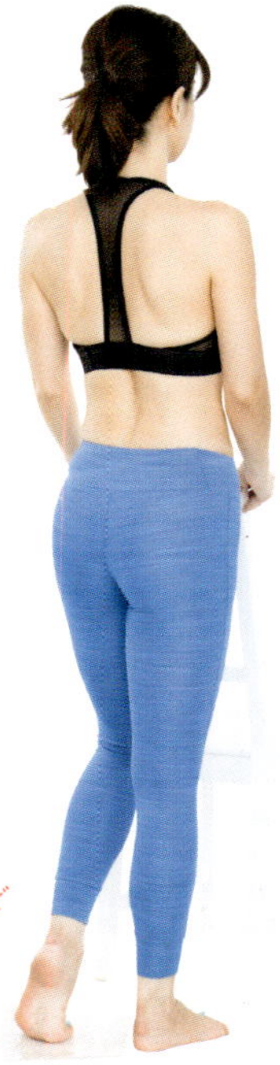
ウエストくらいの
高さのところに軽くつかまる

1.

椅子の背や壁などに軽くつかまり、片方の足をクリアファイルなどすべりやすいものにのせて立つ。

BREATH
吐く

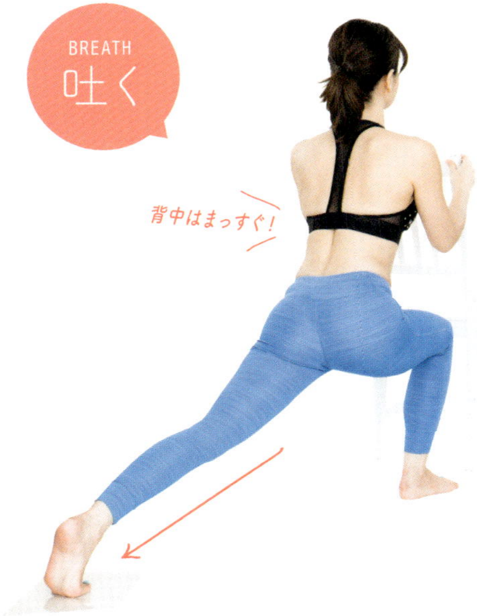
背中はまっすぐ!

2.

息を吐きながら軸足のひざを曲げ、クリアファイルなどにのせた足を後ろにすべらせる。

＼NG／

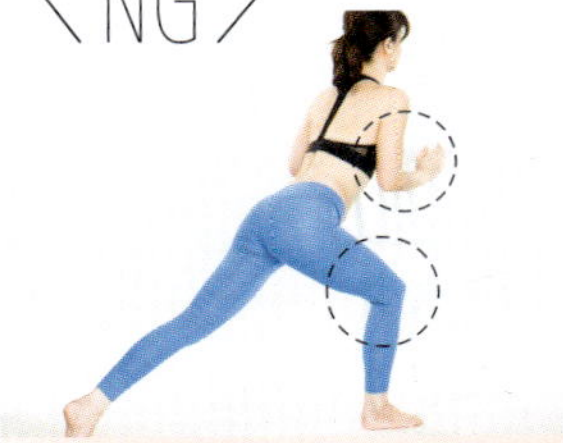

＼NG／

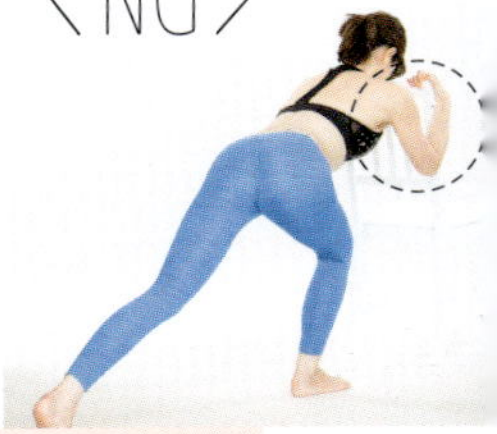

ひざが前に出すぎると太ももの前側に効いてしまうので注意して。椅子に体重を預けず、お尻を引き上げることを意識する。

BREATH
吸う

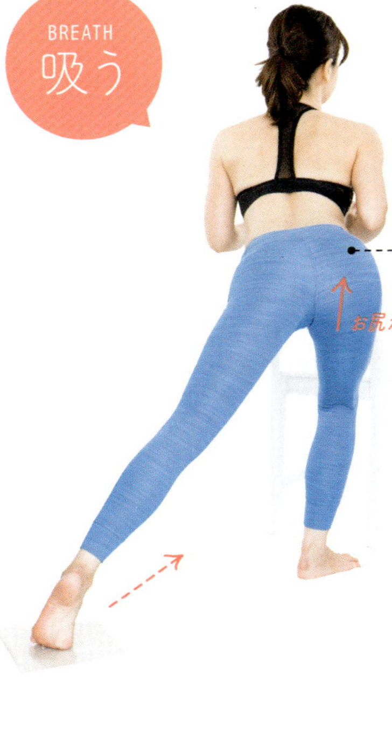
ココに効く!
お尻から引き上げる

3.

息を吸いながら、軸足側のお尻を引き上げるようにして、後ろに引いた足をゆっくりと戻す。

YOGA & WORKOUT

15

Praying hands squat

合掌《がっしょう》のスクワット

スクワットに体をねじる動きを取り入れて、
鍛えにくいインナーマッスルにもアプローチ。
ひざを深く曲げすぎると、太ももの前側ばかりに効いて
脚が太くなってしまうので気をつけましょう。

運動強度 ♥♥♡

☐ STANDARD LEVEL: 5回

☐ ADVANCED LEVEL: 10回

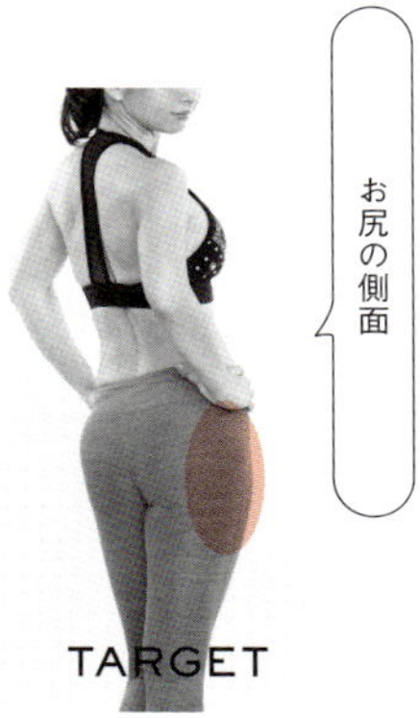

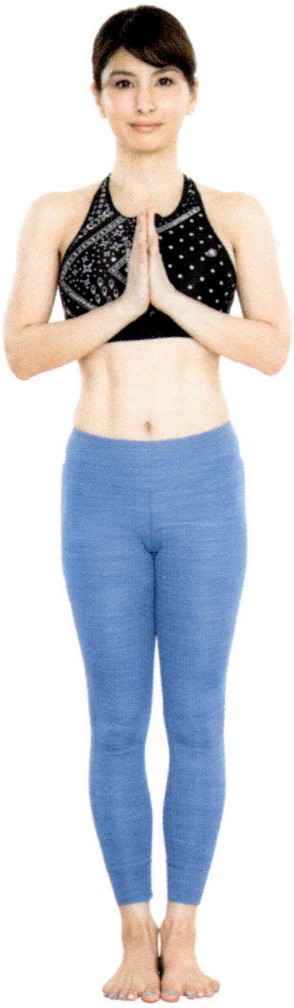

1.

足を揃え、背筋をまっすぐ伸ばして立つ。両手のひらを胸の前で合わせる。

BREATH
吐く

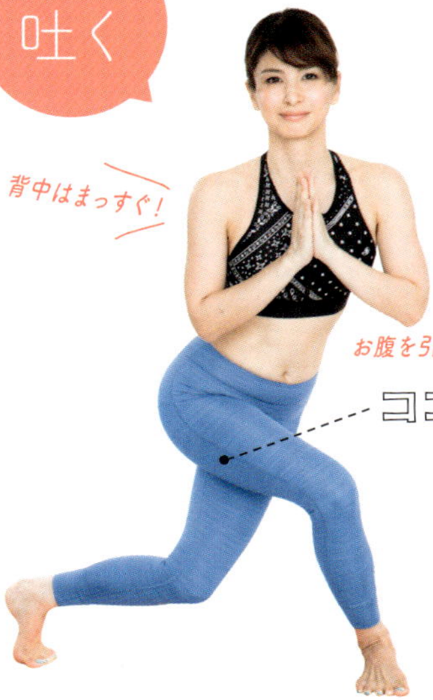
背中はまっすぐ!
お腹を引き上げる
ココに効く!

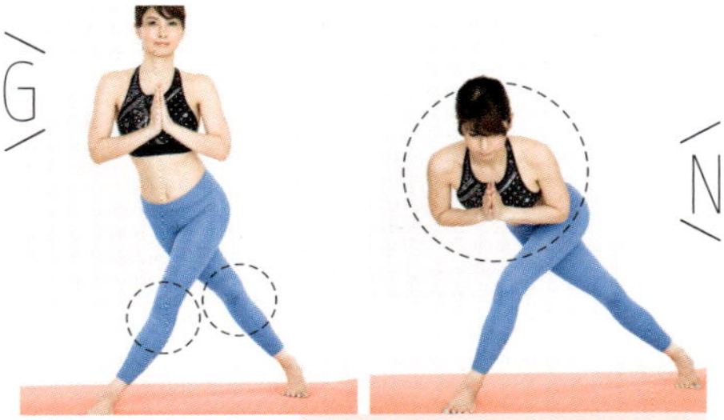

上体は前に倒すのではなく床に垂直をキープする。ひざは直角に曲げて重心をしっかりと落とす。

2.

息を吐きながら片方の足を斜め後ろに出し、両ひざを曲げて重心を落とす。

BREATH
吐く

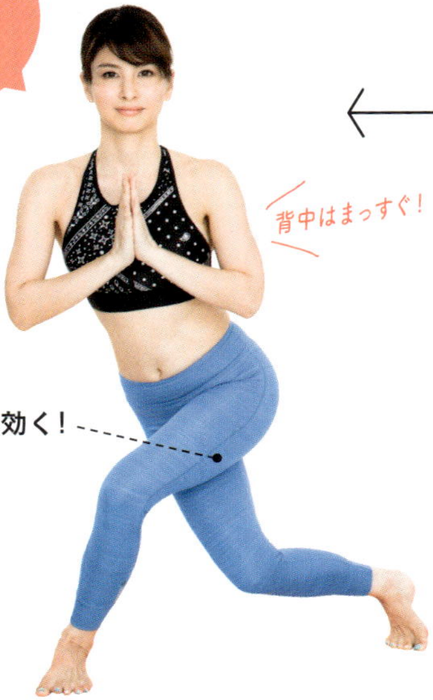
背中はまっすぐ!
ココに効く!

BREATH
吸う

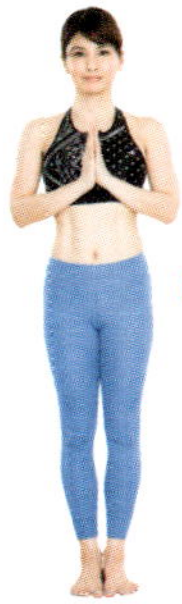

1.の姿勢

3.

息を吸いながら元の体勢に戻し、吐きながら反対側の足を後ろに出して重心を落とす。

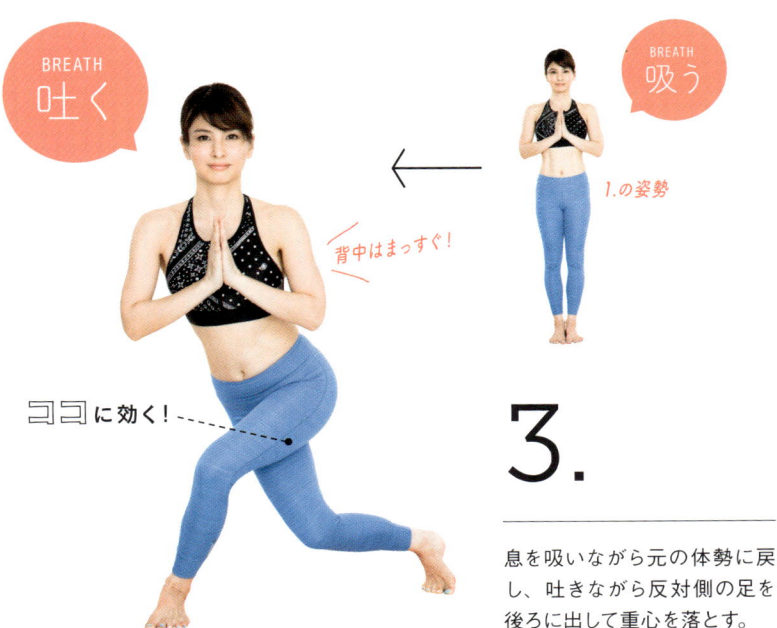

YOGA & WORKOUT

16

Half circle workout

半円のワークアウト

上体を倒して左右に体重移動することで、お尻と太ももの後ろ側の筋肉に働きかけます。伸脚運動にならないよう顔をしっかり上げてお腹を引き上げ、背中をまっすぐにして行うと効果的です。

運動強度 ♥♥♡

☑ STANDARD LEVEL: 10回

☑ ADVANCED LEVEL: 15回

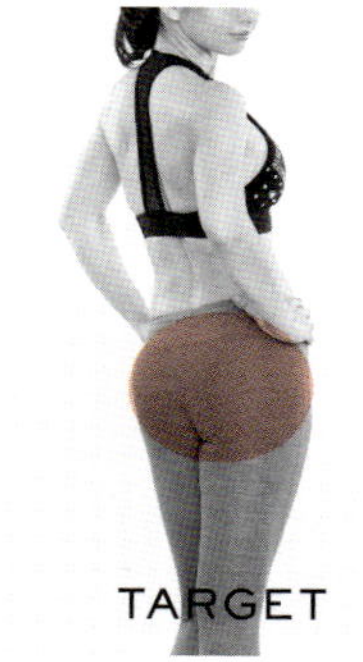

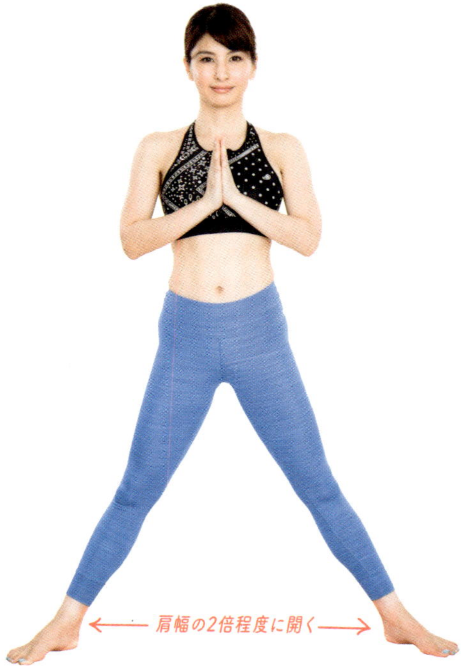

1.

足を肩幅の2倍程度に開き、背筋をまっすぐ伸ばして立つ。両手のひらを胸の前で合わせる。

BREATH
吐く

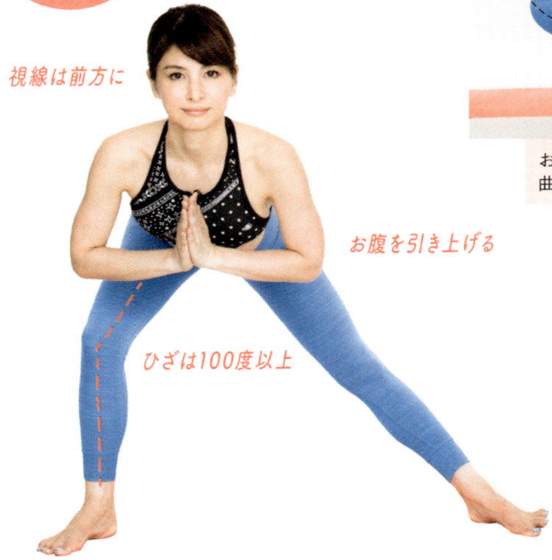
視線は前方に
お腹を引き上げる
ひざは100度以上

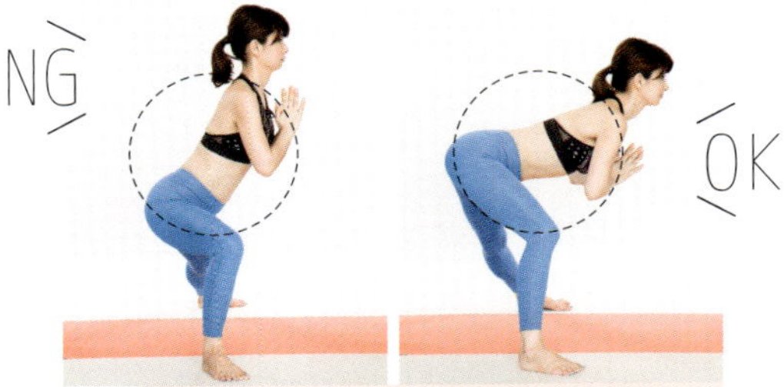
NG
OK

お腹を引き上げながら上体を深く倒す。ひざを深く曲げすぎるとお尻に効かないので注意して。

2.

息を吐きながら片方のひざを軽く曲げて重心をのせ、お尻を引いて上体を前に倒す。

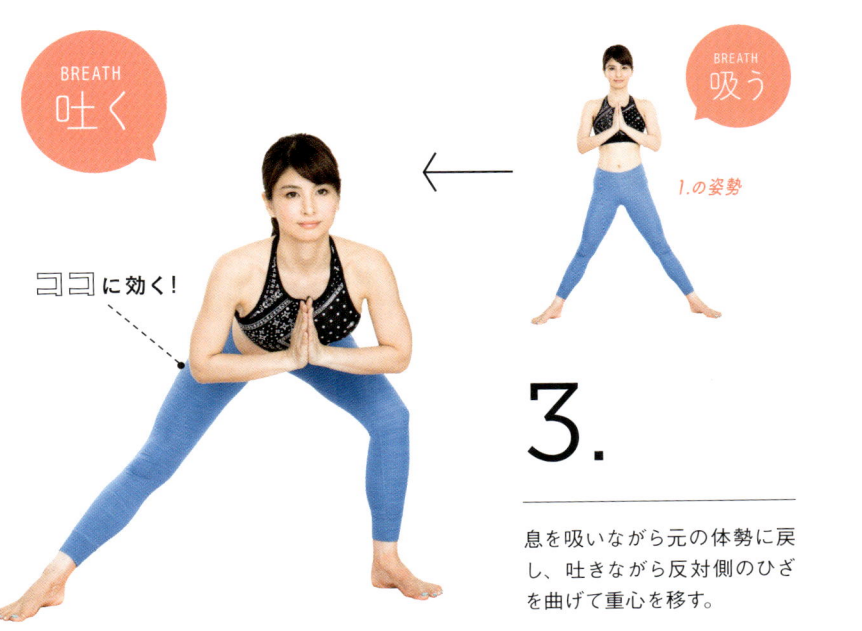

BREATH
吐く

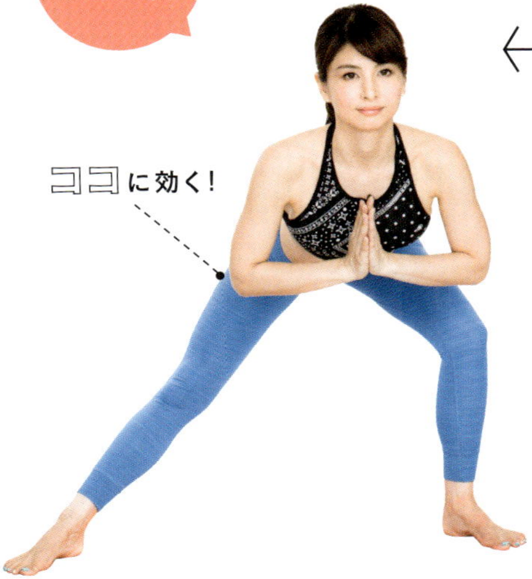

BREATH
吸う

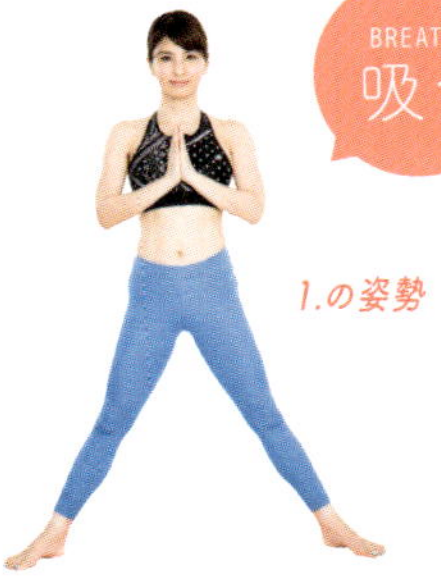
1.の姿勢

3.

息を吸いながら元の体勢に戻し、吐きながら反対側のひざを曲げて重心を移す。

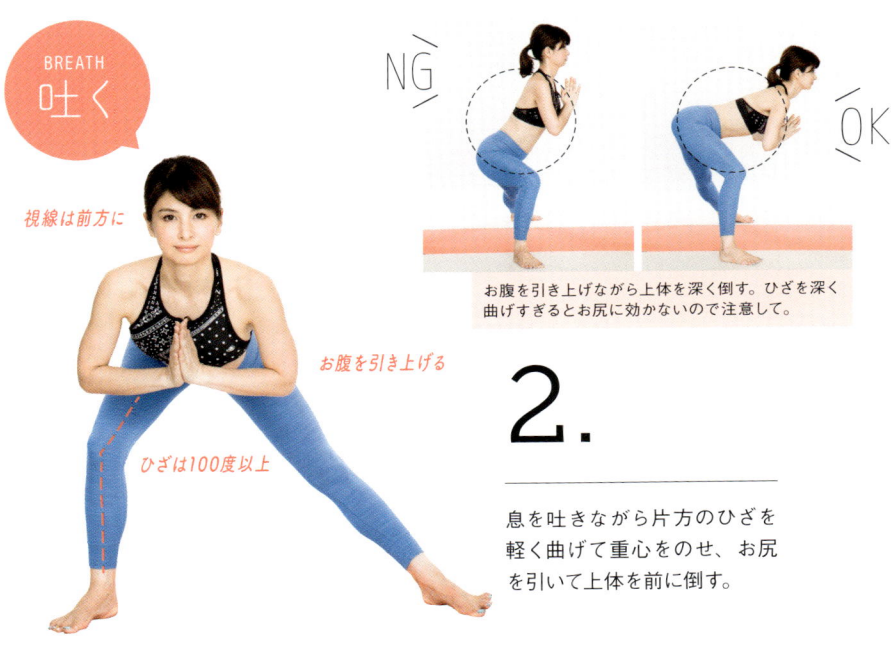

YOGA & WORKOUT

17

Half forward bend

半分の前屈のワークアウト

上体を折り曲げて戻す運動をくりかえすことで、
どのポーズよりも骨盤を大きく動かします。
お腹は常に力を入れてしっかり引き上げ
背筋をまっすぐに保ったまま行いましょう。

運動強度 ♥♥♡

☐ STANDARD LEVEL: 10回

☐ ADVANCED LEVEL: 15回

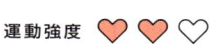

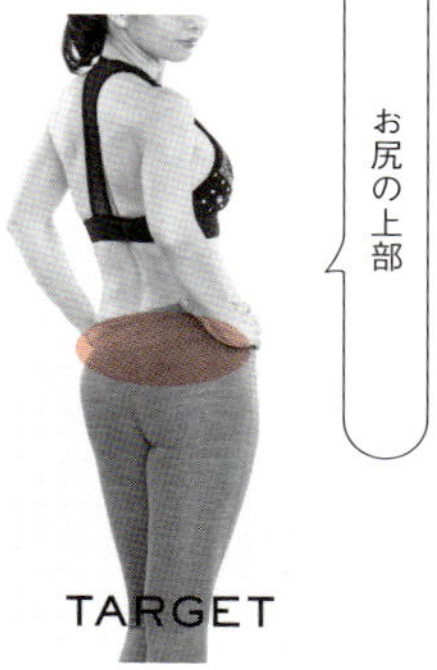

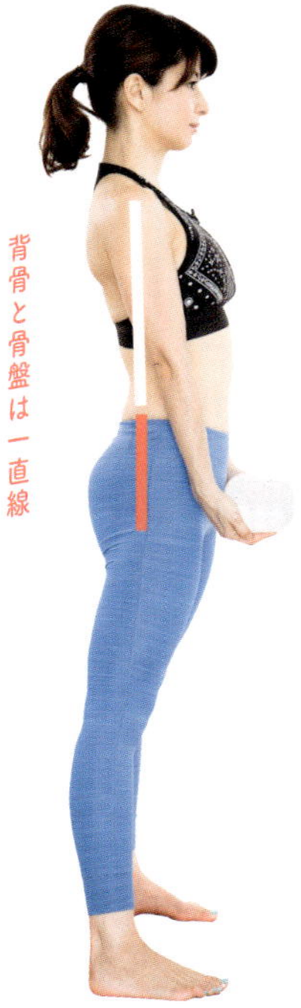

1.

2ℓ入りのペットボトルを両手で持ち、足を肩幅に開いて背筋をまっすぐ伸ばして立つ。

BREATH
吐く

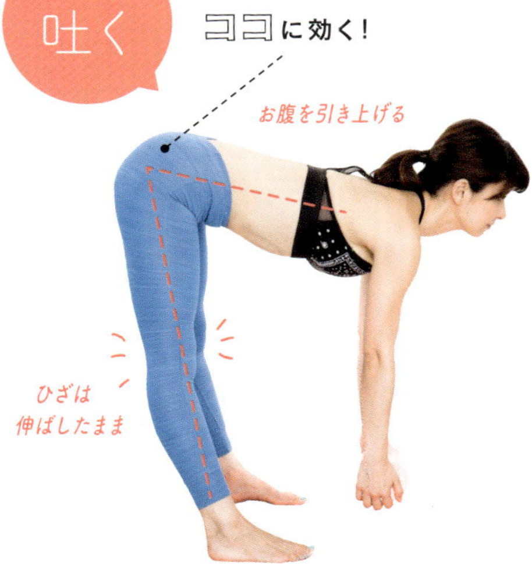
ココに効く！
お腹を引き上げる
ひざは
伸ばしたまま

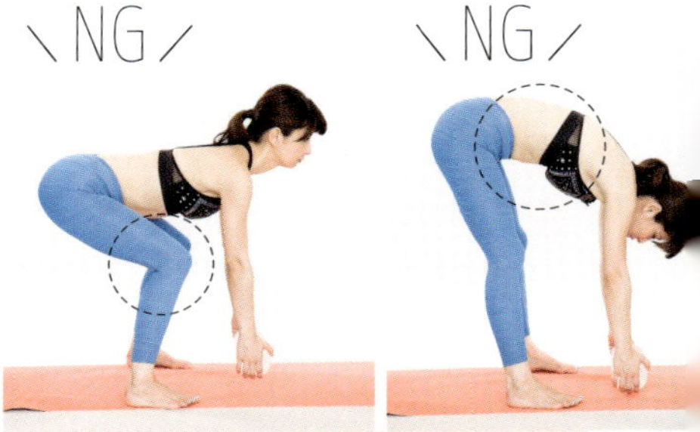

ひざを曲げると太ももの前側に効いてしまうので注意して。上体を倒すときお腹の力を抜くと効果半減。

2.

息を吐きながらお尻を後ろに引くようにして上体を倒す。

BREATH
吸う

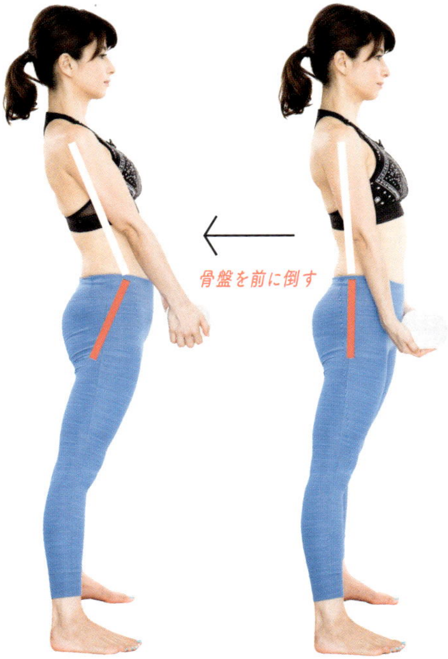
骨盤を前に倒す

3.

息を吸いながら上体を起こし、お尻をさらに引き上げて骨盤を前に傾ける。

YOGA & WORKOUT

18

Upper arm workout

二の腕のワークアウト

美尻ヨガでは上半身はほとんど鍛えませんが
これだけは例外。二の腕の内側の
たぷたぷ揺れがちな〝振袖肉〟にアプローチして
ほっそりとしなやかな腕へと導きます。

運動強度 ♥♡♡

STANDARD LEVEL: 10回

ADVANCED LEVEL: 20回

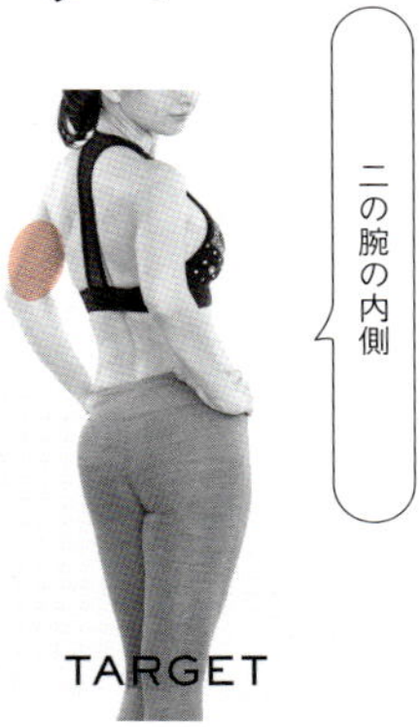

二の腕の内側
TARGET

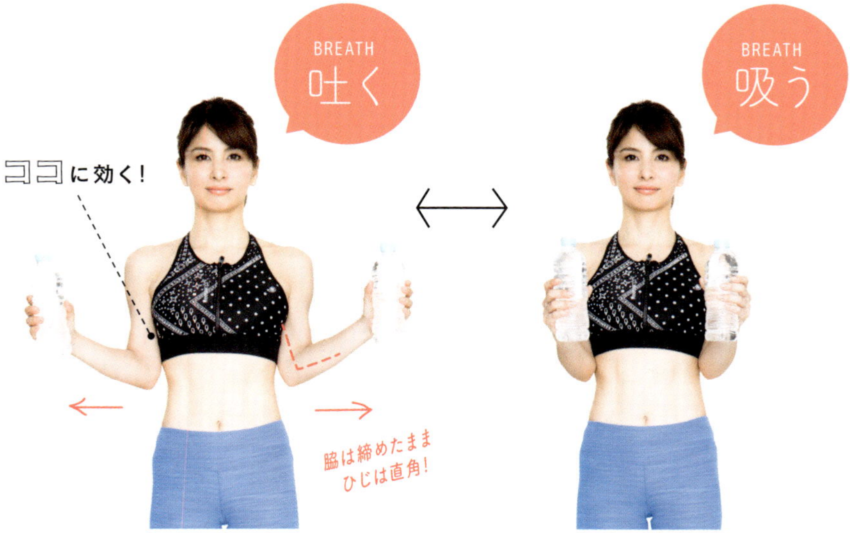

BREATH
吐く
ココに効く!
脇は締めたまま
ひじは直角!
BREATH
吸う

1.

脇を締め、500mℓ入りのペットボトルを1本ずつ持つ。息を吐きながらすばやく腕を開き、吸いながら元の位置に戻す。

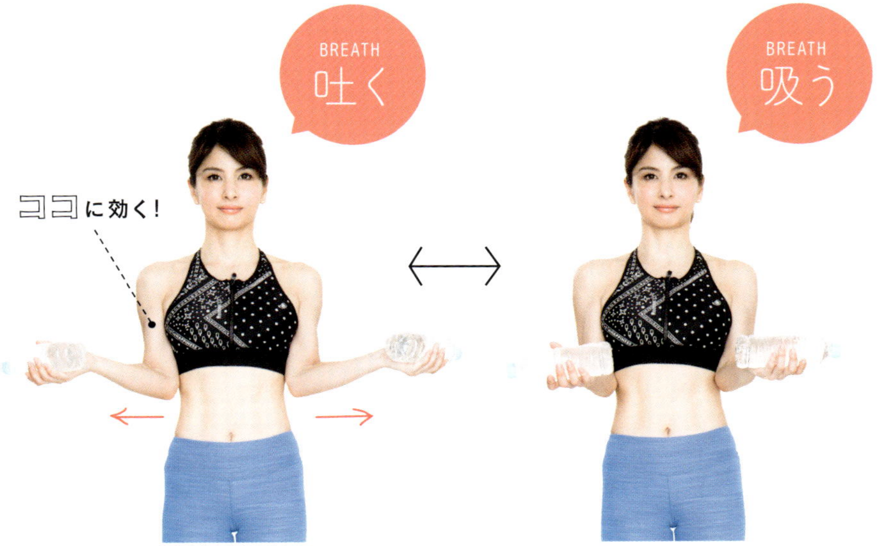

2.

脇を締め、ペットボトルを持って外側に倒す。息を吐きながらすばやく腕を開き、吸いながら元の位置に戻す。

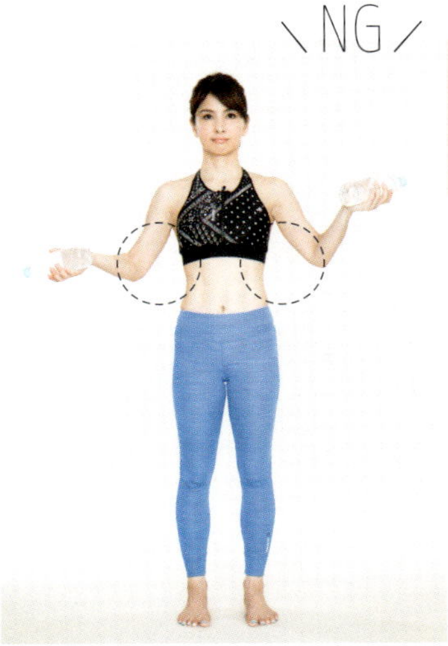

すばやく動かすのがコツ。ただし腕と上体の間にすき間が空くと効果が半減するので注意して。

AFTER YOGA

終了前のストレッチ&ケア

ヨガ&ワークアウトが終わったら、お尻や腰、太ももの後ろ側など、
刺激した筋肉をほぐし、疲労をやわらげます。
最後にもう一度太ももの前側をほぐしてあげましょう。

PICK UP !

腰のストレッチ

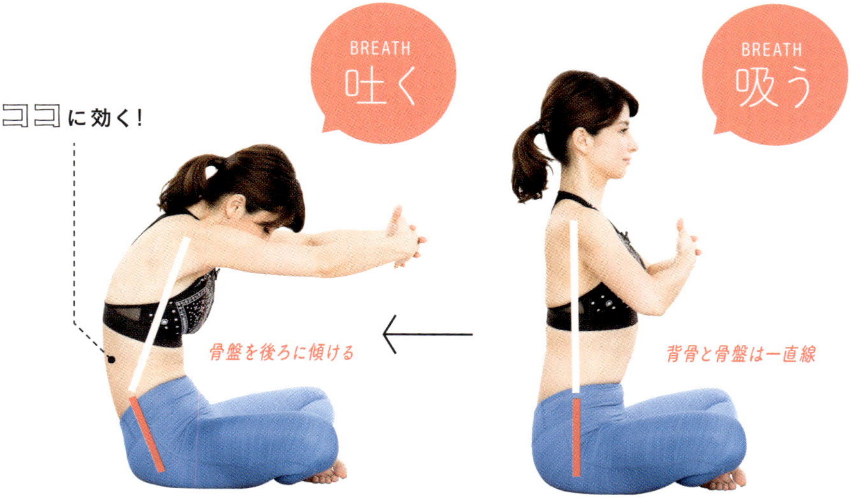

ココに効く!
BREATH
吐く
骨盤を後ろに傾ける
BREATH
吸う
背骨と骨盤は一直線

3回

あぐらをかいて座り、胸の前で両手を組む。息を吐きながら腕を前に伸ばして背中を丸め、骨盤を後ろに傾ける。

＼POINT／

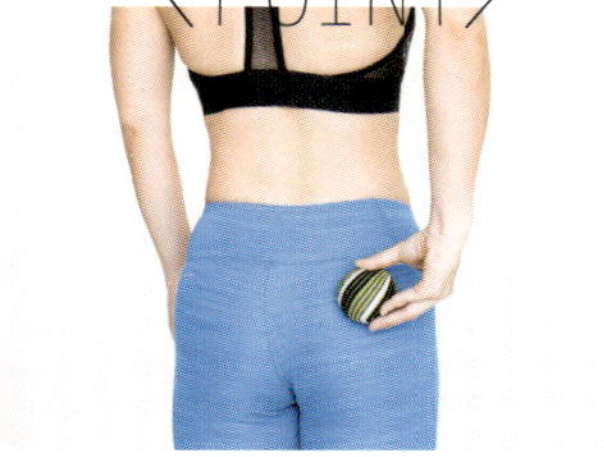

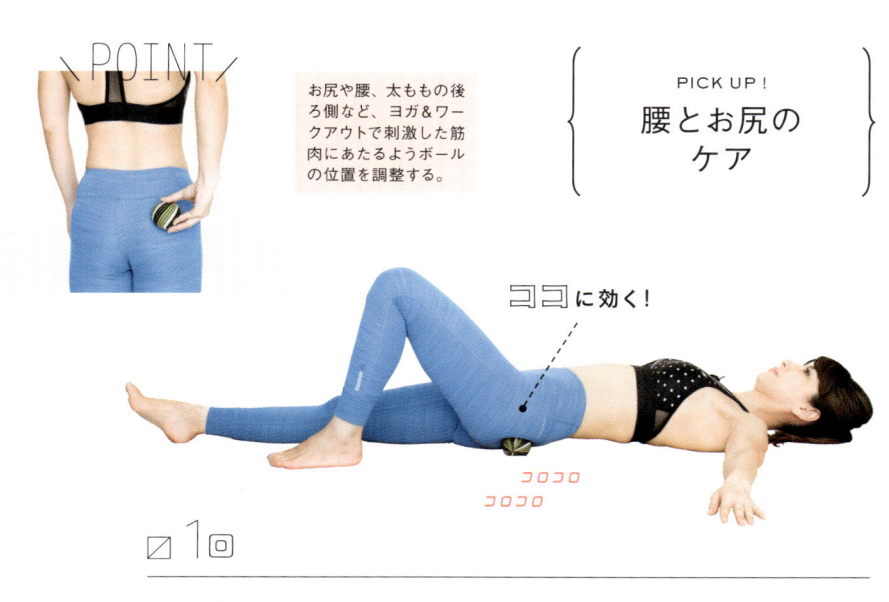

お尻や腰、太ももの後ろ側など、ヨガ＆ワークアウトで刺激した筋肉にあたるようボールの位置を調整する。

PICK UP !

腰とお尻のケア

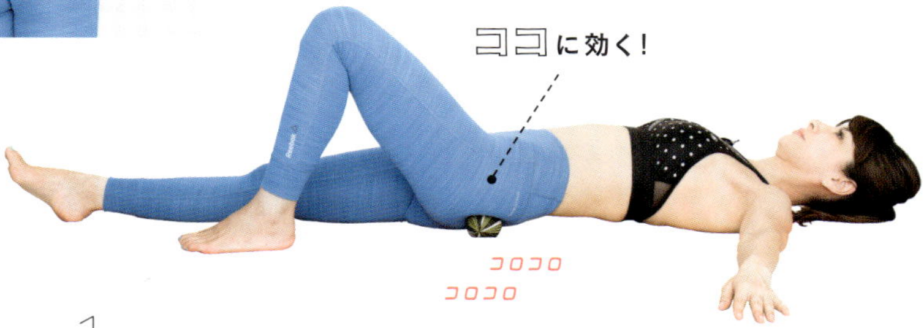

☑ 1回

テニスボールやゴルフボールの上にあおむけになる。体を動かしてボールを転がし、使った筋肉を気持ちよくほぐす。

PICK UP !

前もものケア

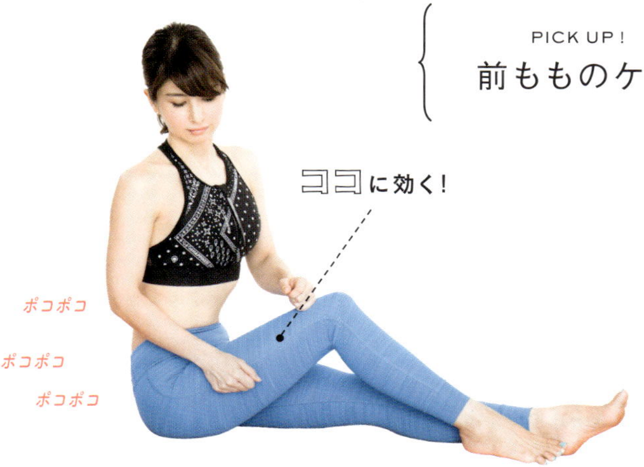

☑ 左右各1回

両手を軽く握り、太もものつけ根からひざまでまんべんなくポコポコたたく。

Emi's voice 1

美尻に見せる水着と
汚尻に見える水着

水着は昔からビキニが好きなのですが、残念なお尻だったころは、できるだけ体型を隠してくれる面積の大きいものばかり選んでいました。でも、それはじつは間違いだったと気がついたのです。
面積が小さいボトムスは、お尻がばっちり露出されるのが恥ずかしくて敬遠しがちですよね。ところが、目の錯覚で水着の面積がお尻の大きさと直結してしまうせいか、じつはお尻全体を覆う大きいボトムスは、お尻をより大きく重く見せてしまうのです。
私がこのことに気がついたのは、お尻を鍛えて小さいボトムスの水着を着るようになってから。昔はいていた大きいボトムスで写真を撮るとドーンとだらしなく広がって見えるのに、小さいボトムスにすると小尻に見えることに驚きました。それ以来、水着はできるだけ面積の小さいものを選んでいます。どうしても恥ずかしければ、Tシャツを重ねてみては。意外とすぐに慣れますよ。

自分史上最小の
ブラジリアンビキニに挑戦！

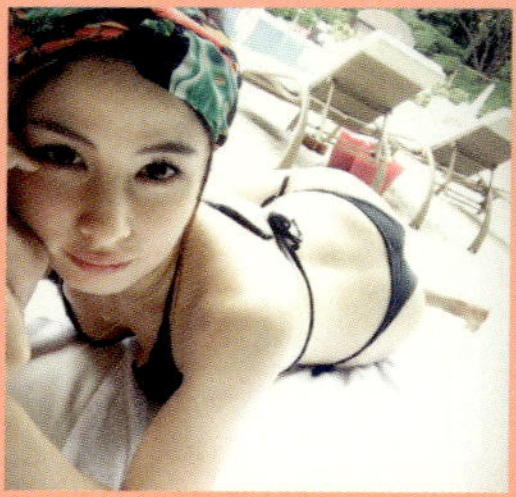

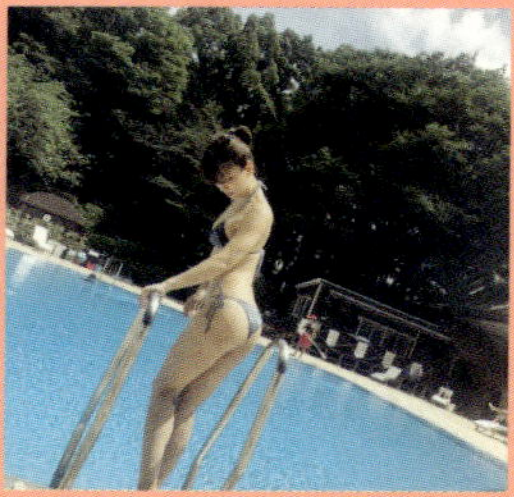

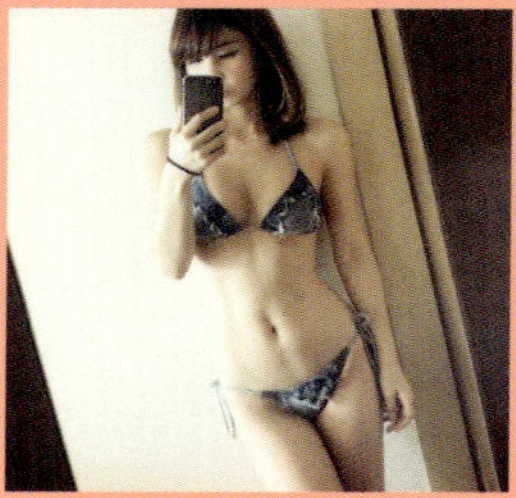

ボトムスは最大でもこれくらい

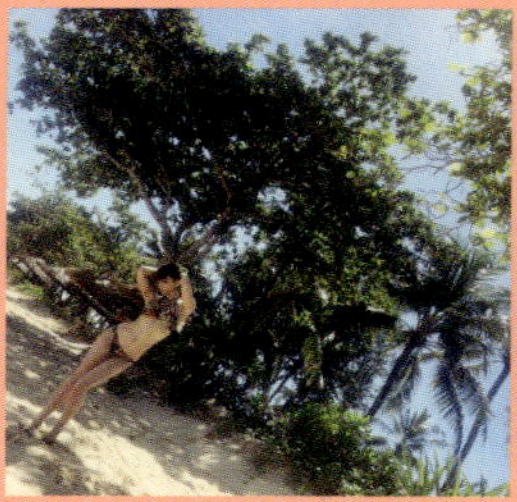

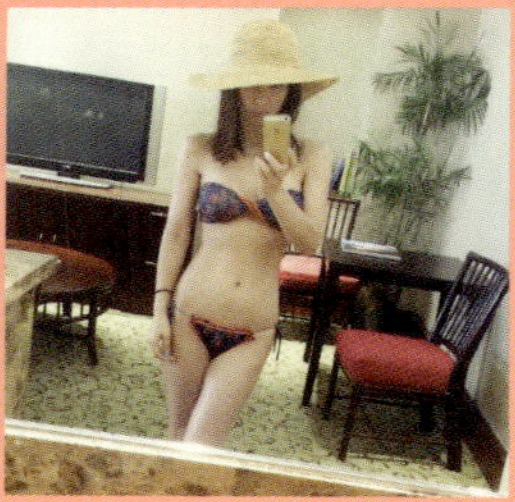

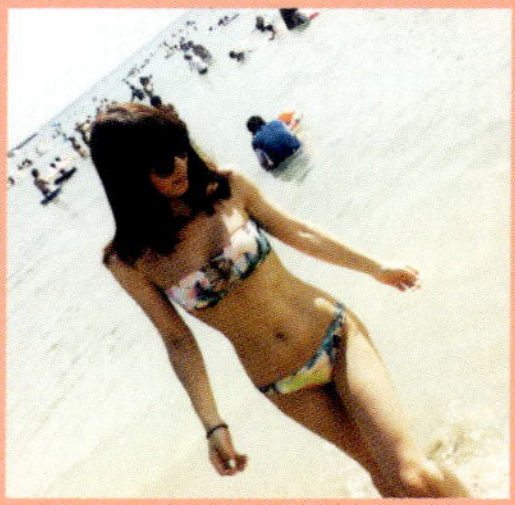

恥ずかしければ
Tシャツを重ねても

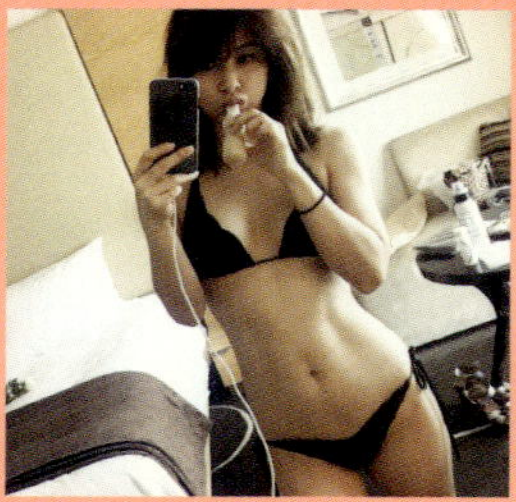

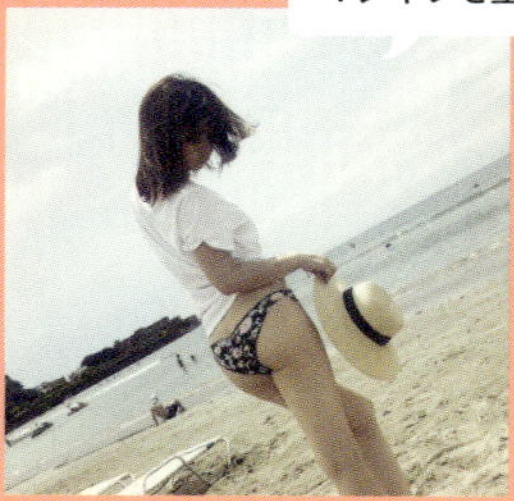

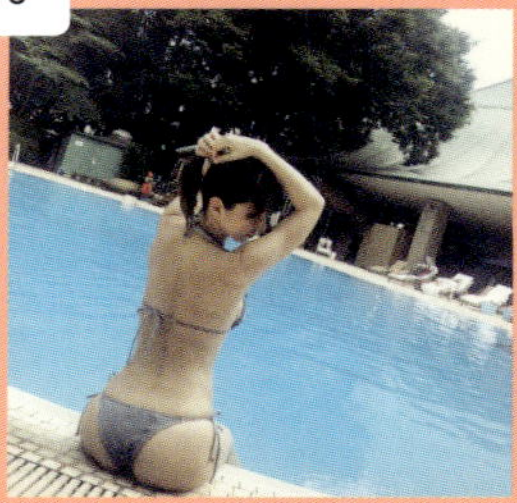

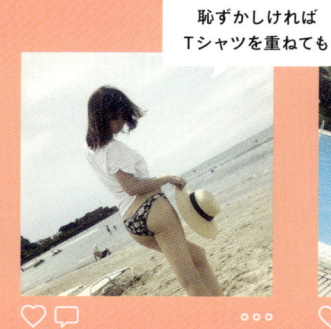

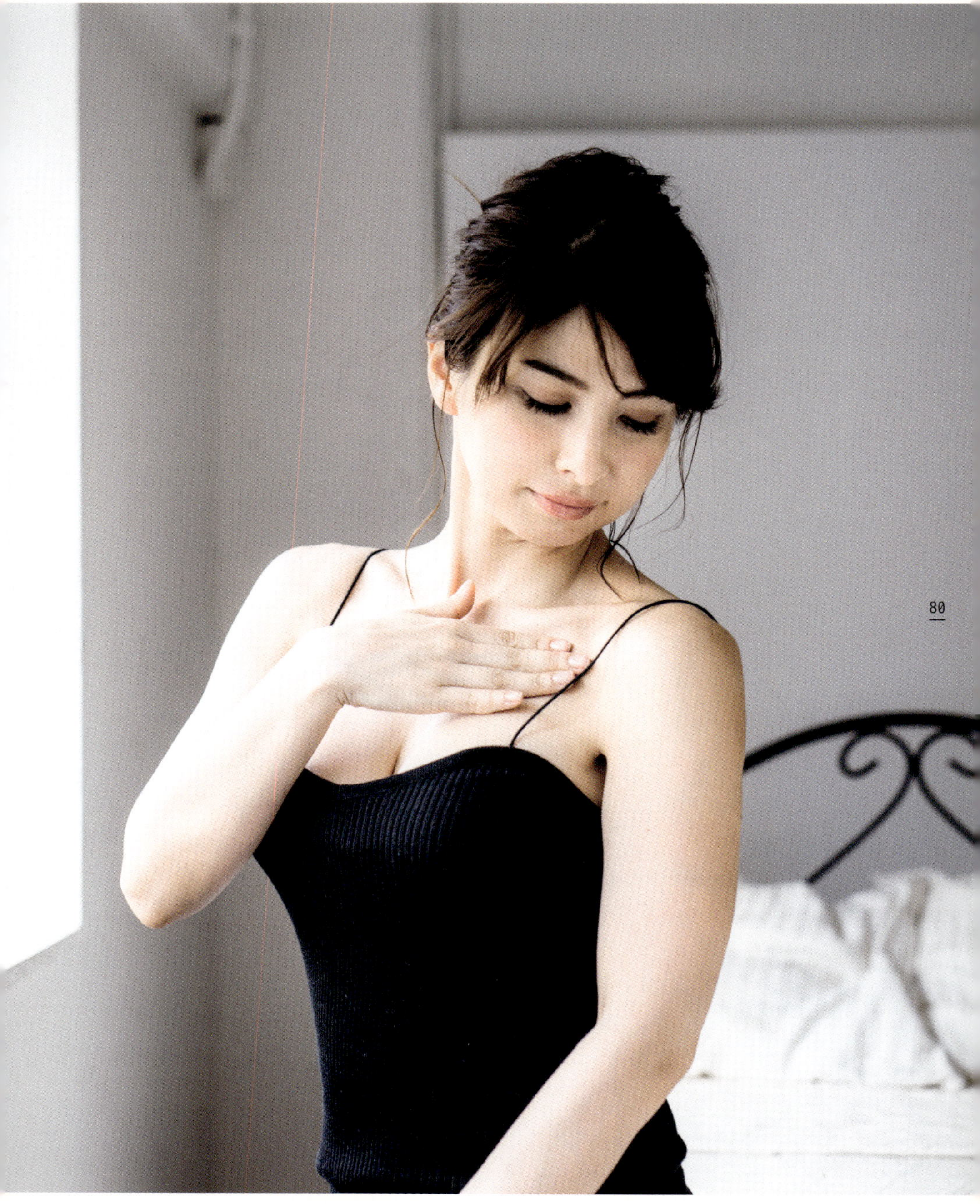

PART

3

すぐに効果を出す レスキュー ワークアウト

「急にデートすることになった」
「今日ミニスカートをはく」など、
すぐに効果を出したいとき
私自身がやっている秘策があります。
体は正直だから、ほんの10分程度のメニューでも
本気で取り組めばちゃんと応えてくれます。
ぜひ今すぐ試してみてください。

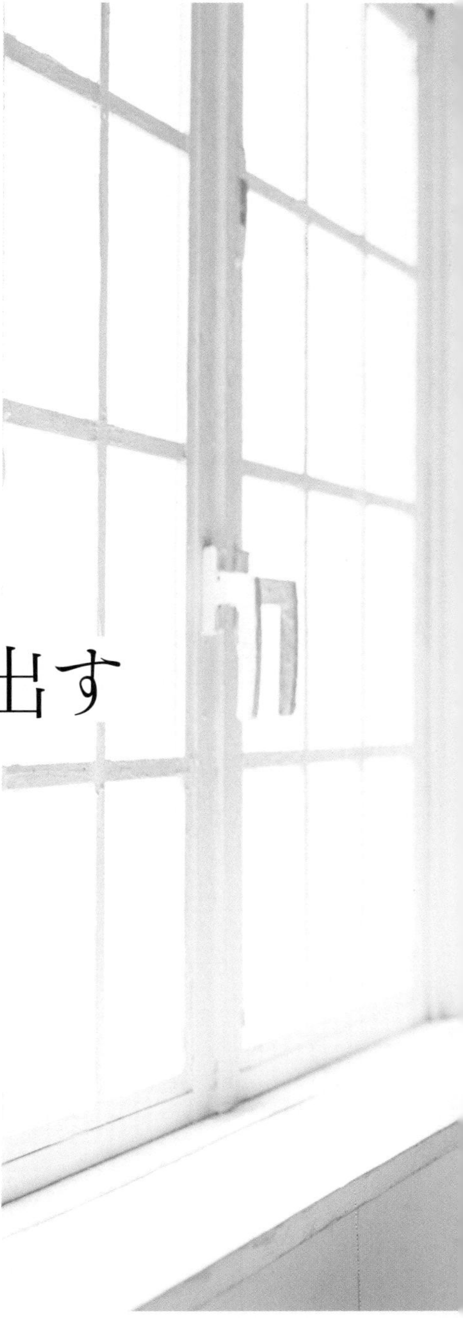

RESCUE WORKOUT
01
For the hips

お尻を上げたい!

お尻上部とサイドを刺激するエクササイズ。
トレーニング用ゴムチューブを使うと
少ない回数でもしっかり効果が出ます。
ゴムチューブは100円ショップでも手に入ります。

運動強度 ♥♥♥

☐ STANDARD LEVEL: 左右各5回

☐ ADVANCED LEVEL: 左右各10回

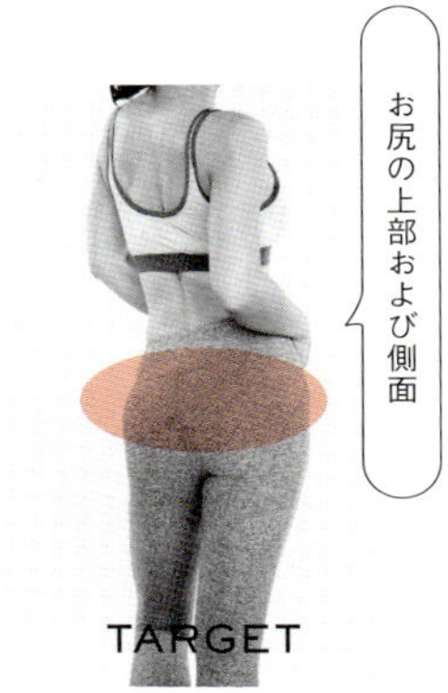

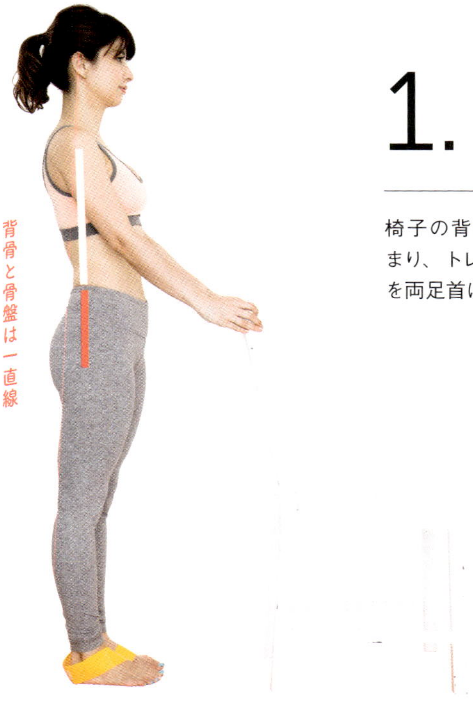

1.

椅子の背や壁などに軽くつかまり、トレーニング用チューブを両足首にかけて立つ。

＼POINT／

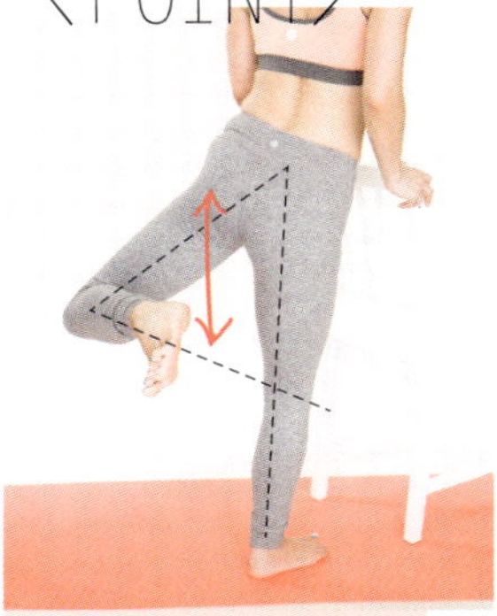

ゴムチューブがなければ、ひざを外側に曲げて4の字をつくり、息を吐きながら小さく上下する動きでもOK。

＼NG／

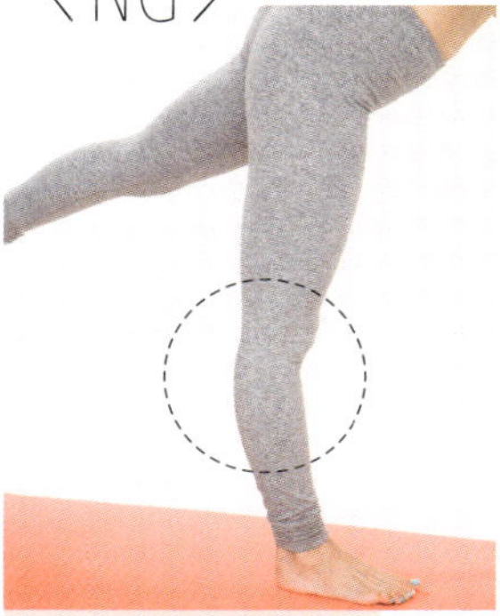

軸足のひざはピンと伸ばさず、軽くゆるめておく。

BREATH
吐く

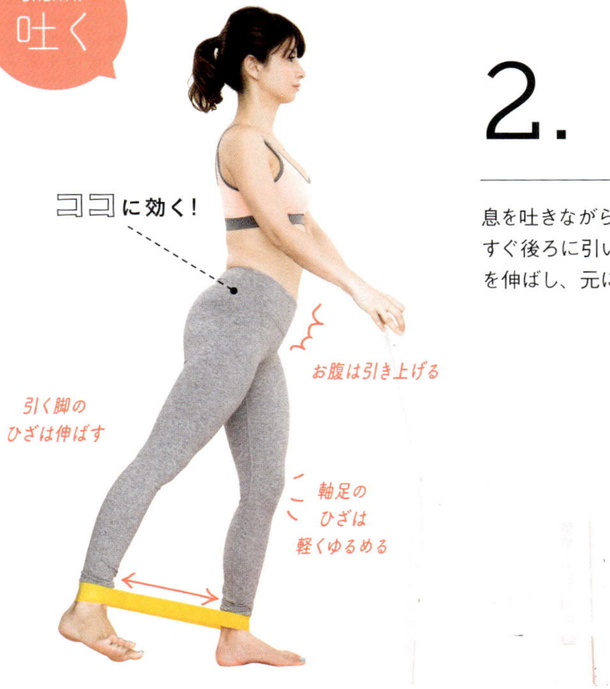
ココに効く！
お腹は引き上げる
引く脚の
ひざは伸ばす
軸足の
ひざは
軽くゆるめる

2.

息を吐きながら片方の脚をまっすぐ後ろに引いてゴムチューブを伸ばし、元に戻す。

RESCUE WORKOUT

02

For the belly

くびれをつくりたい！

脇腹を引き締め、くびれたシルエットをつくります。
ウエストの位置を上げて行うことで、
負荷が上がり、より即効性が期待できます。
体をひねって腹筋運動にならないよう注意して。

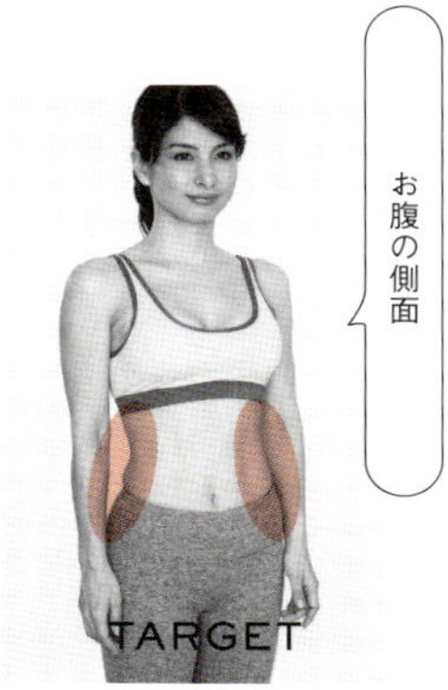

運動強度 ♥♥♥

☐ STANDARD LEVEL: 左右各5回

☐ ADVANCED LEVEL: 左右各10回

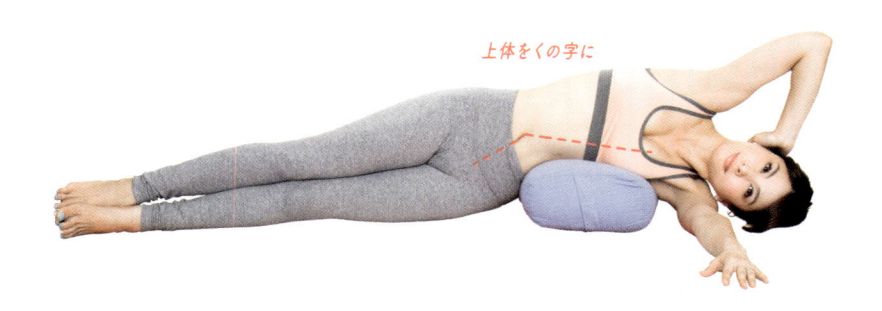

1.

床に横向きになり、バスタオルやひざ掛けなどを丸めてウエストの下に敷く。下の腕は自然に床に伸ばし、反対側の手は頭の後ろに添える。

＼NG／

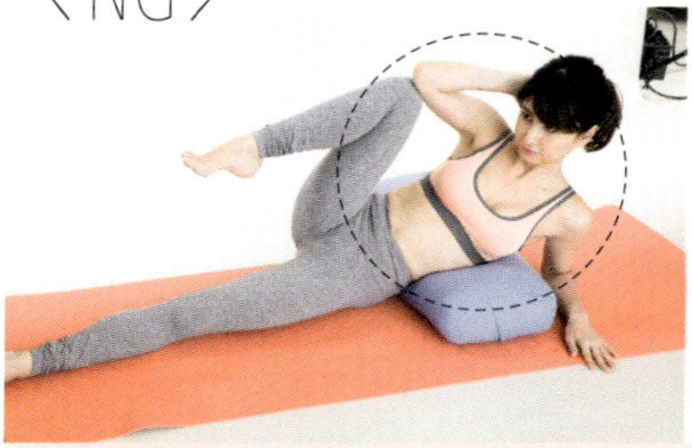

＼OK／

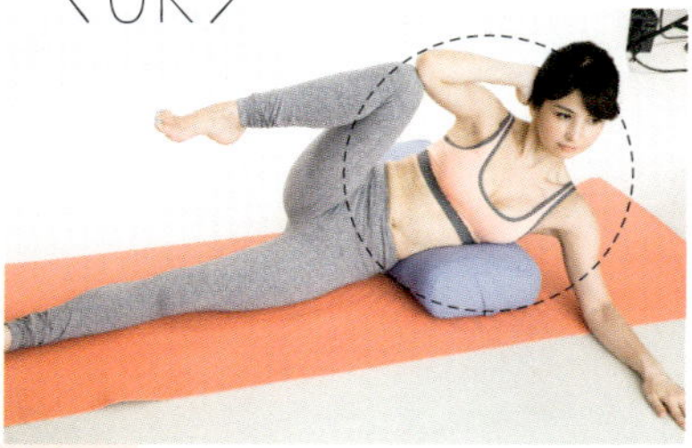

上体を起こすときあおむけにならないよう、横向きを保つ。下の腕で支えるのではなく、脇の筋肉で上体を引き上げる。

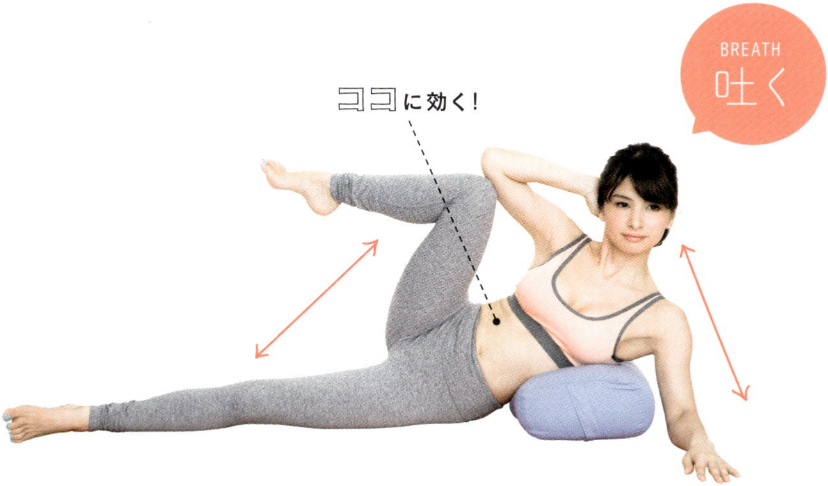

2.

息を吐きながら上体を起こし、同時に上の脚のひざを上体に引き寄せる。

RESCUE WORKOUT

03

For the belly

ウエストをへこませたい！

ウエストのまわりを取り囲んでいる筋肉を刺激し、
代謝を上げる胸式呼吸。即効性があるだけでなく、
くりかえすほど効果が出るので
仕事や家事の途中にもぜひ取り入れてください。

運動強度 ♥♥♥

☐ STANDARD LEVEL: 5回

☐ ADVANCED LEVEL: 10回

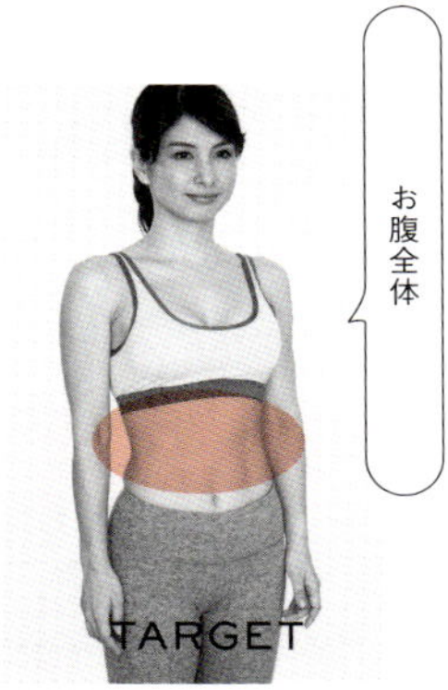

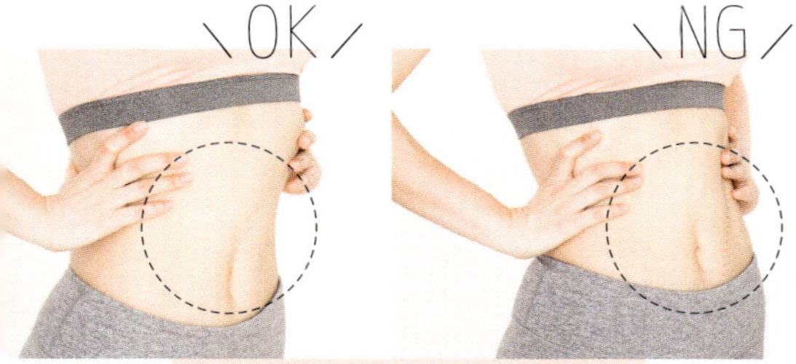

背骨と骨盤をまっすぐにし、お腹はしっかりと引き上げる。吸った空気はお腹ではなく胸に入れるイメージで。

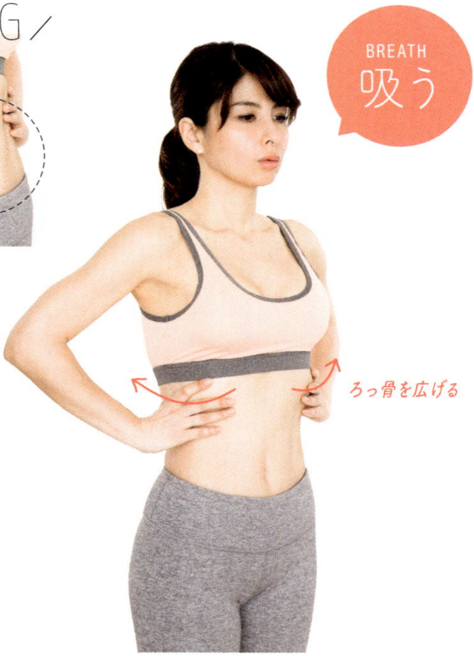

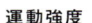

1.

背筋をまっすぐ伸ばして立ち、ろっ骨の下に手をあてる。口からゆっくりと息を吸って胸をふくらませ、ろっ骨を広げる。

＼NG／

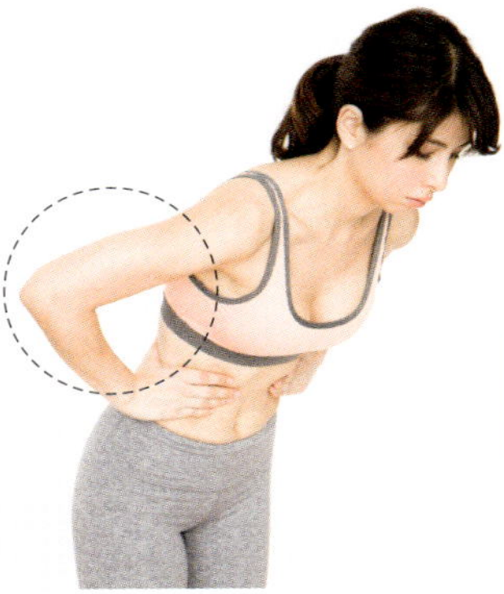

＼OK／

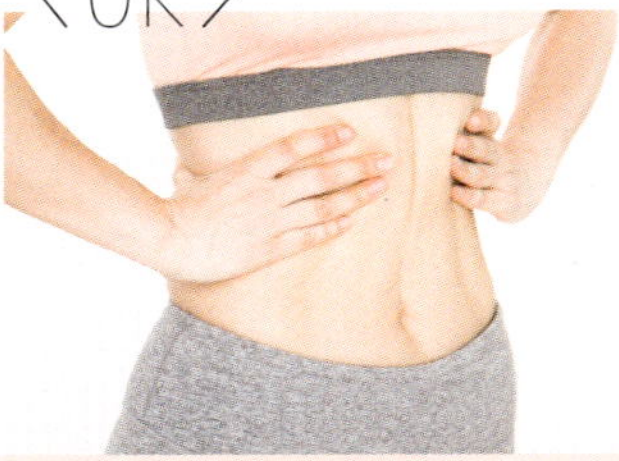

息を吐きながらろっ骨が締まるのを意識する。上体を傾けたり肩が上がったりしないようキープして。

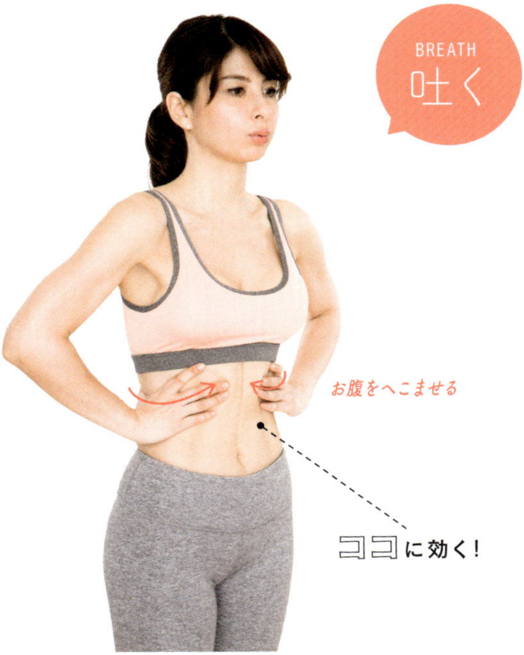

2.

胸いっぱいに息を吸ったら、
口から細く長く吐きながら
ろっ骨を締める。

RESCUE WORKOUT

04

For the belly

下腹をへこませたい!

従来の上体を起こす腹筋運動では鍛えられない
天然のコルセットと呼ばれるインナーマッスルにも
アプローチして、内臓の位置を引き上げます。
つま先を開くことで、ももの内側も引き締めます。

運動強度 ♥♥♡

☐ STANDARD LEVEL: 5回

☐ ADVANCED LEVEL: 10回

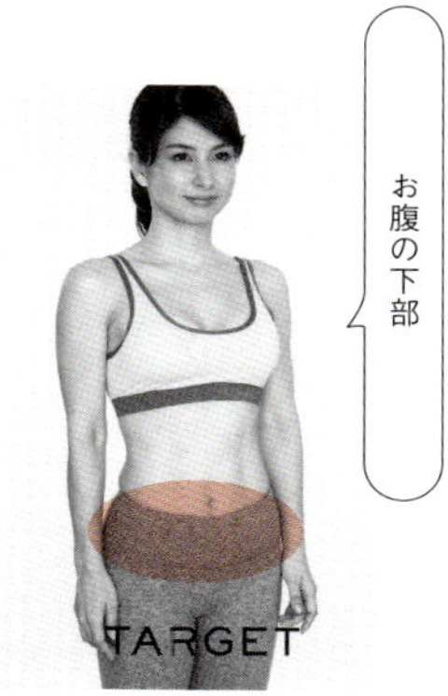

\POINT/

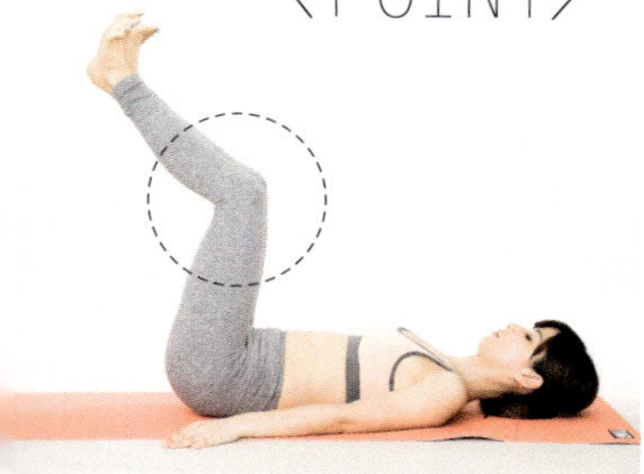

ひざを伸ばせなければ、軽く曲げていてもOK。

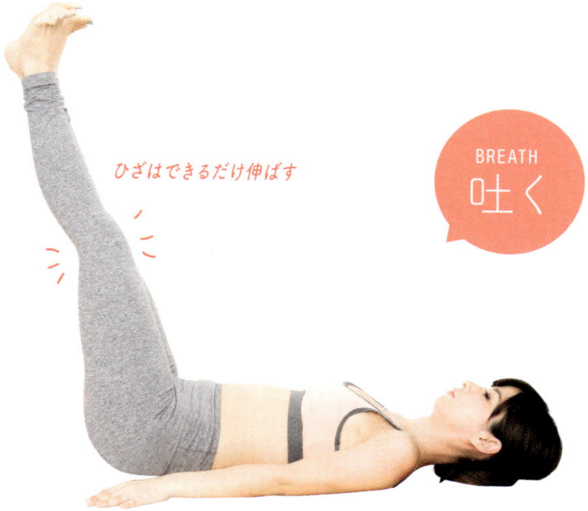

1. 床にあおむけになり、脚を伸ばす。息を吐きながら脚をゆっくりと天井に向けて上げる。

＼POINT／

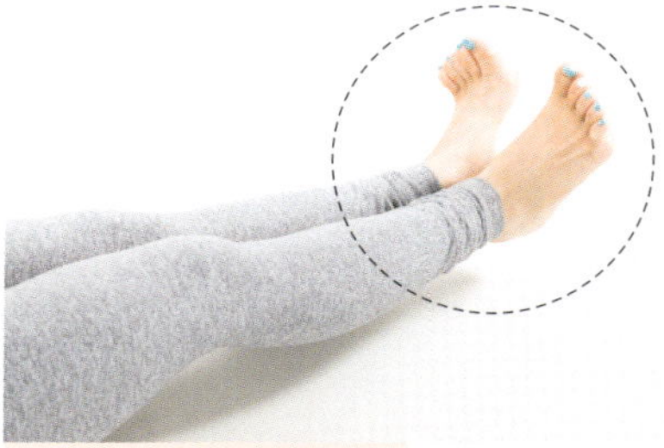

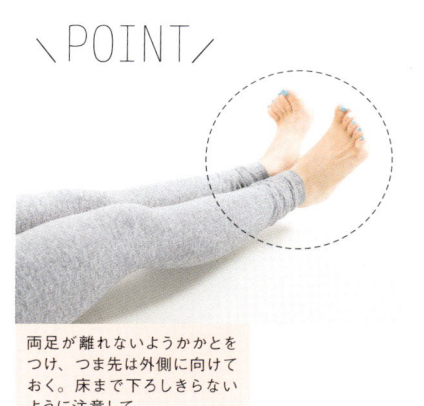

両足が離れないようかかとをつけ、つま先は外側に向けておく。床まで下ろしきらないように注意して。

BREATH
吸う

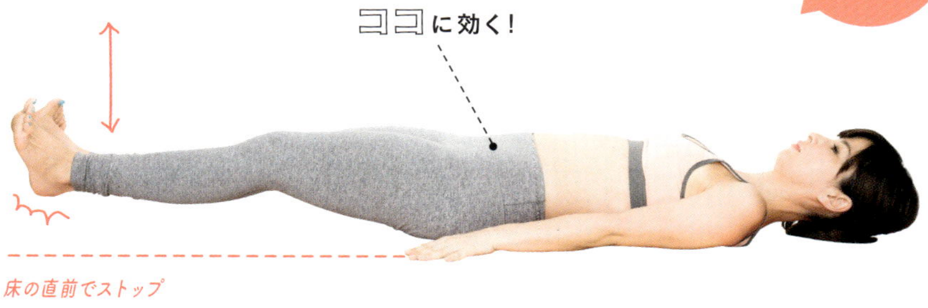

2.

息を吸いながら、ゆっくりと脚を床につく直前まで下ろし、再び上げる。

RESCUE WORKOUT

05

For the ankle

足首を細くしたい！

「ヤシの木のポーズ」と呼ばれるヨガポーズ。お腹を引き上げ、骨盤を背骨とまっすぐにして行うのがコツです。足首とふくらはぎを引き締め、全身の血流もよくしてくれます。

運動強度 ♥♡♡

☐ STANDARD LEVEL: 3回

☐ ADVANCED LEVEL: 5回

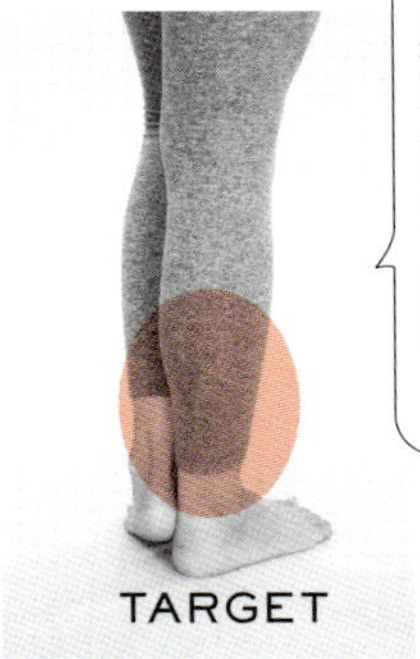

足首およびふくらはぎ

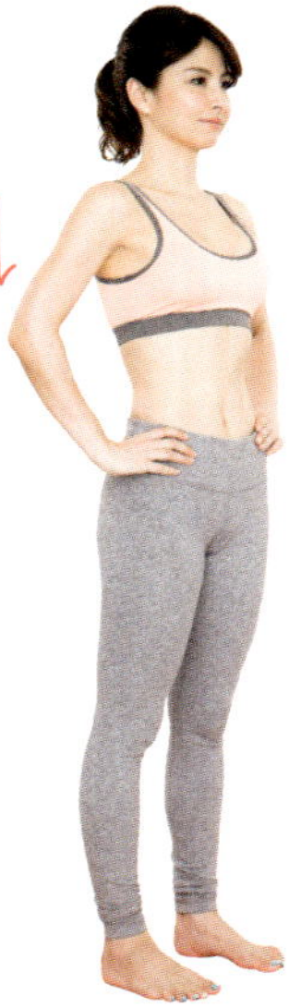
肩甲骨を
引き下げる
お腹を
引き上げる

1.

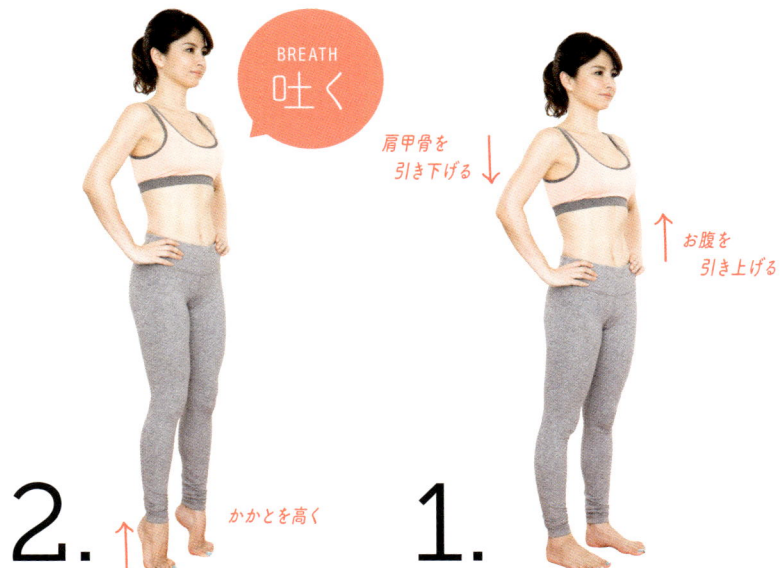

足を肩幅に開き、背筋をまっすぐ伸ばして立つ。肩甲骨を引き下げてお腹を引き上げ、手は腰に添える。

BREATH

吐く

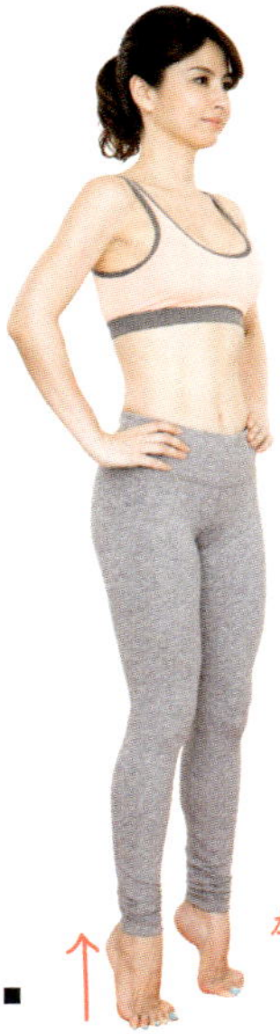
かかとを高く

2.

息を吐きながら、かかとをしっかりと上げてつま先立ちになる。

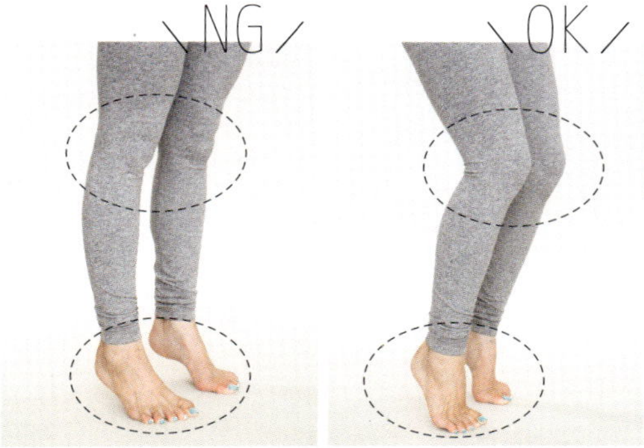

足指をしっかりと折り、かかとを高く上げる。ひざはピンと伸ばさず、軽くゆるめておく。

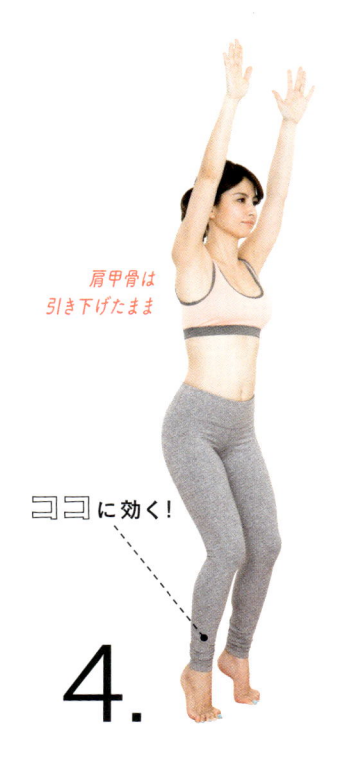

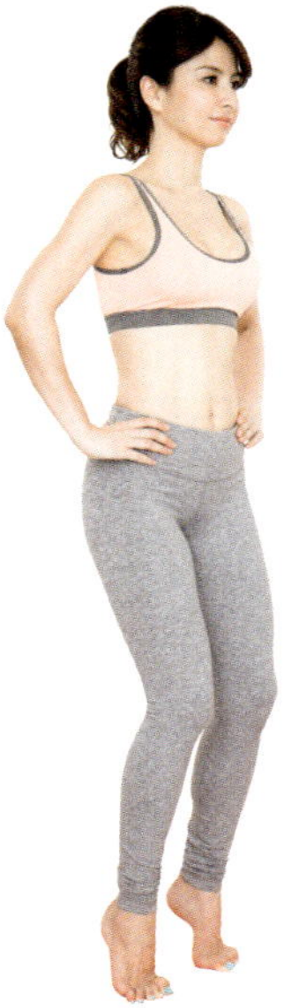
ひざをゆるめる

3.

つま先立ちのままで、ひざを軽くゆるめる。

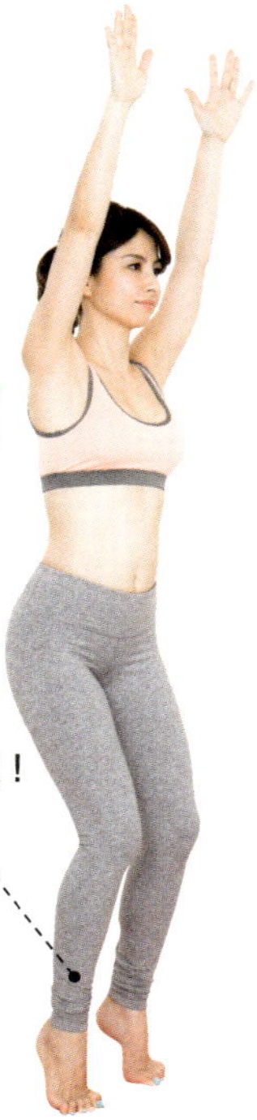
肩甲骨は
引き下げたまま
ココに効く!

4.

肩甲骨を引き下げたまま両手を頭の上に上げ、そのまま5秒ほど自然な呼吸をくりかえす。

RESCUE WORKOUT

06

For the thigh

内ももをすっきりさせたい！

ヤセにくい太ももの内側のたるみにフォーカス。
すっきりと引き締めて、太もものすき間をつくります。
ややハードですが、即効性は抜群なので、
テレビを見るときの習慣にしてみては。

運動強度 ♥♥♥

☑ STANDARD LEVEL: 左右各5回

☑ ADVANCED LEVEL: 左右各10回

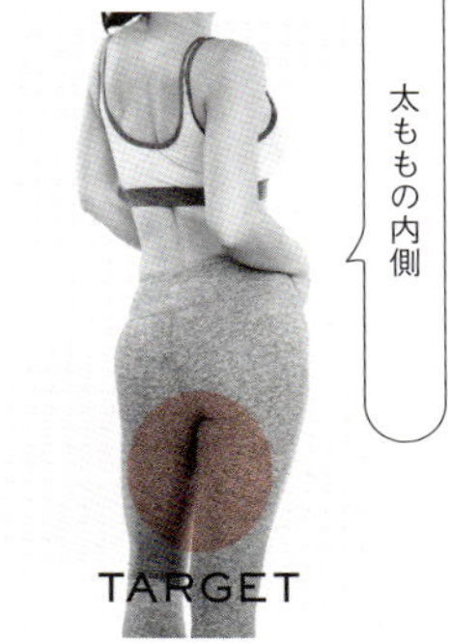

＼POINT／

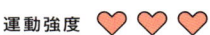

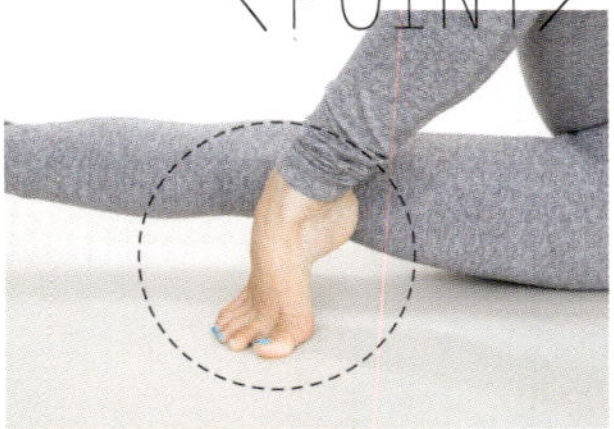

上の足はつま先立ちにして
下の脚の可動域を確保する。

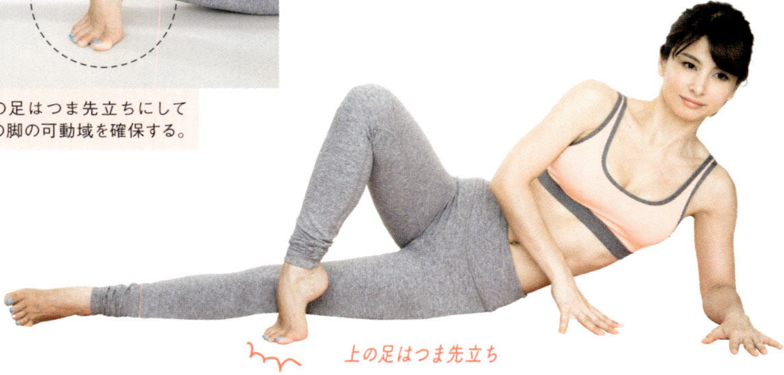

1.

床に横向きになる。片方のひじを直角に曲げ、肩の下において上体を起こす。反対側の手は体の前に軽くおく。上の足は伸ばした下の脚のひざの前におく。

＼NG／

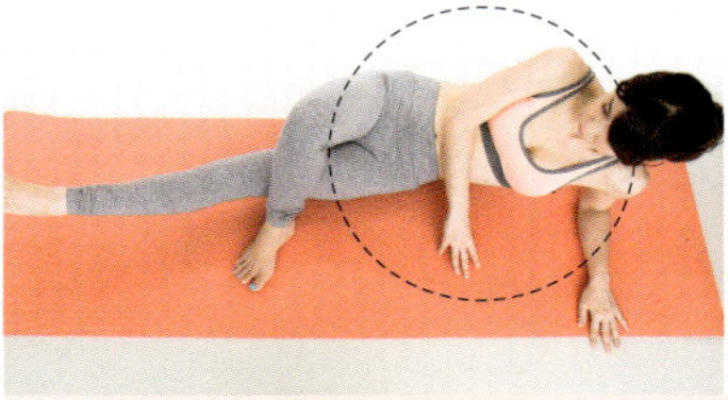

＼OK／

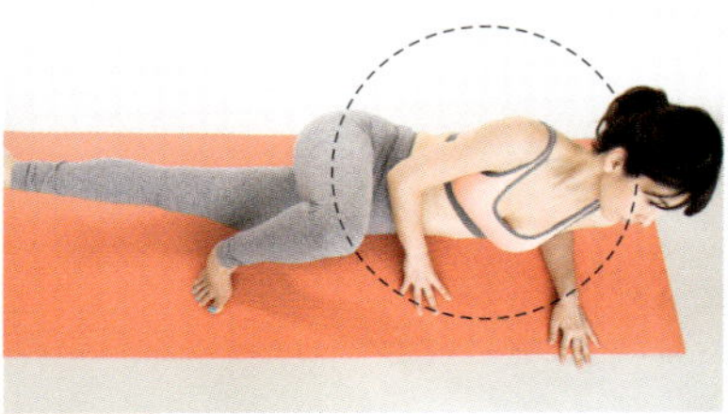

体がねじれてあおむけにならないよう、上体は横向きを保つ。

BREATH
吐く

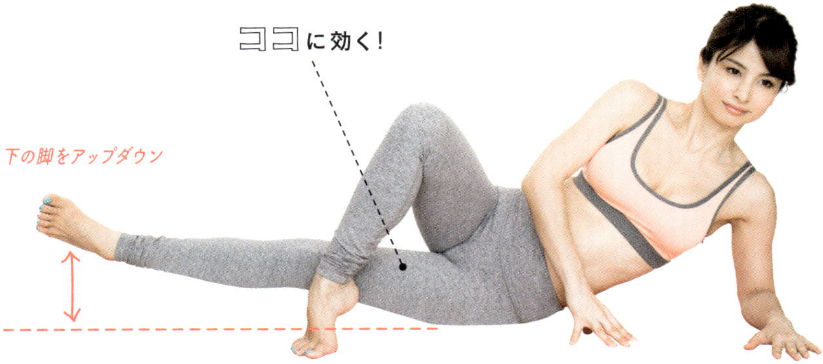

2.

上体の位置をキープしたまま、息を吐きながら下の脚をゆっくりと上げ、吸いながら下ろす。

RESCUE WORKOUT

07

For the upper arm

二の腕を引き締めたい！

「チャトランガ」と呼ばれるヨガのポーズ。
初めての方でもやりやすいよう、ひざを床につけた動きをご紹介しますが、筋力がついてきたら、ひざを伸ばしてつま先と腕で体を支えてみましょう。

運動強度 ♥♥♥

☐ STANDARD LEVEL: 5回

☐ ADVANCED LEVEL: 10回

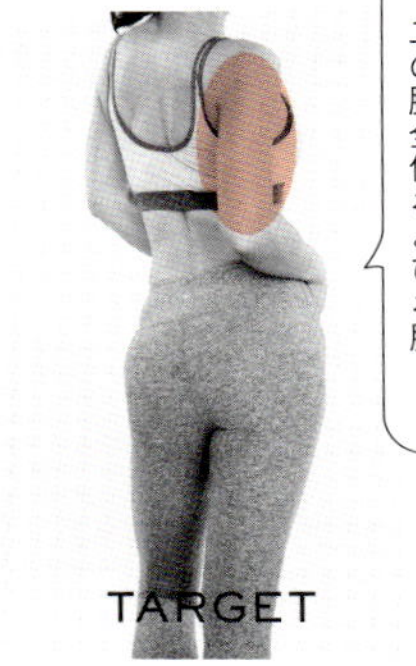

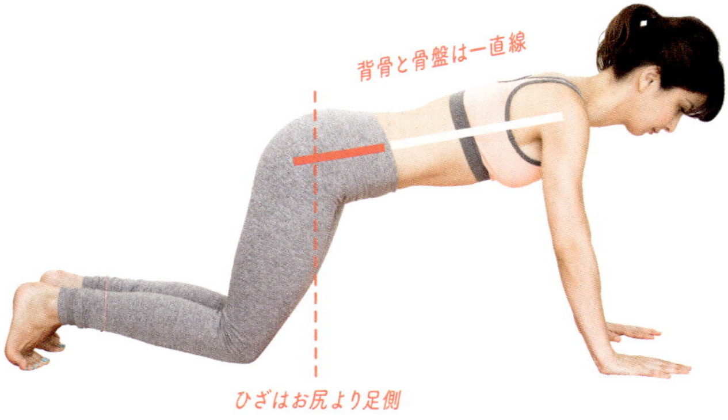

1.

両手と両ひざを肩幅に開き、手を肩の下において四つんばいになる。ひざはお尻の真下より少し足側におき、背骨と骨盤がまっすぐになるようお腹を引き上げる。

＼NG／

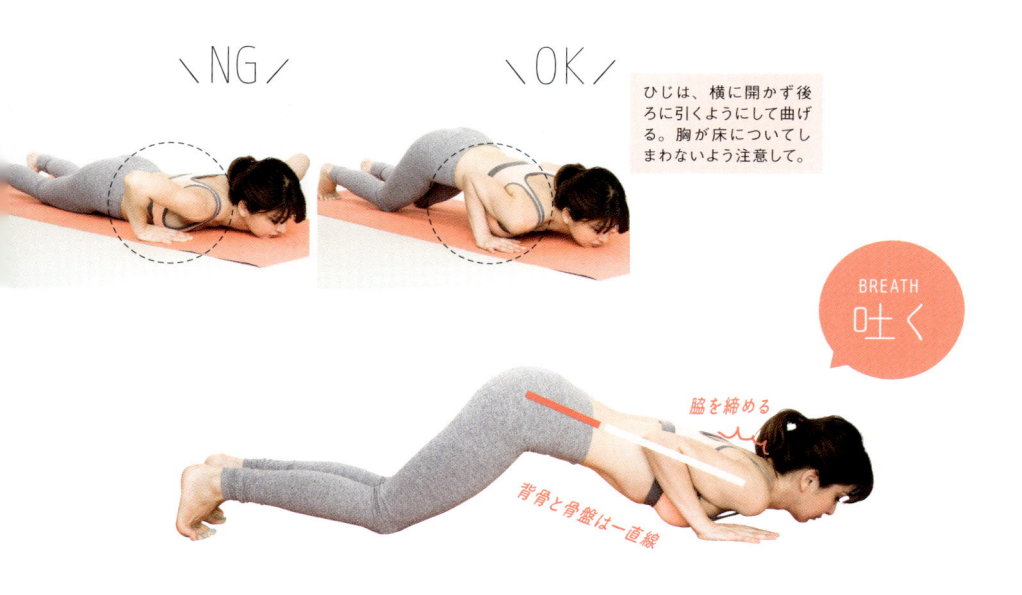

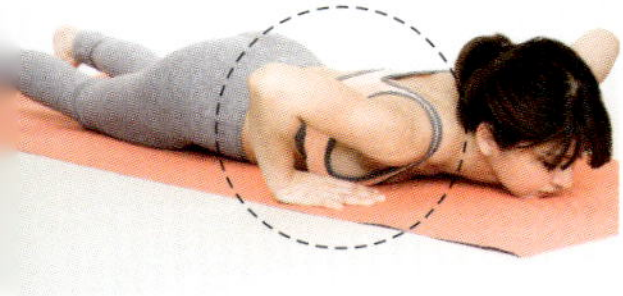

＼OK／

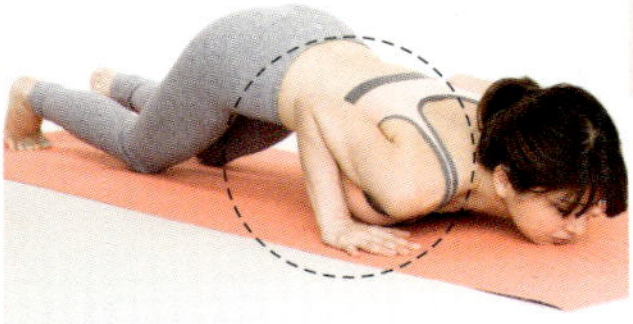

ひじは、横に開かず後ろに引くようにして曲げる。胸が床についてしまわないよう注意して。

BREATH
吐く

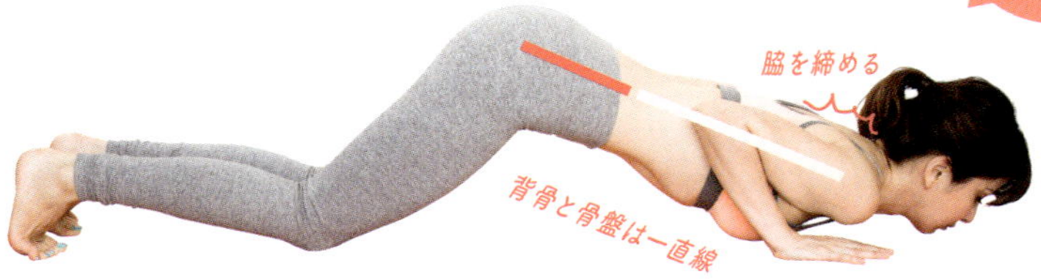

2.

息を吐きながらひじを体側に沿って後ろに引き、上体をまっすぐのまま傾けてあごを床につける。

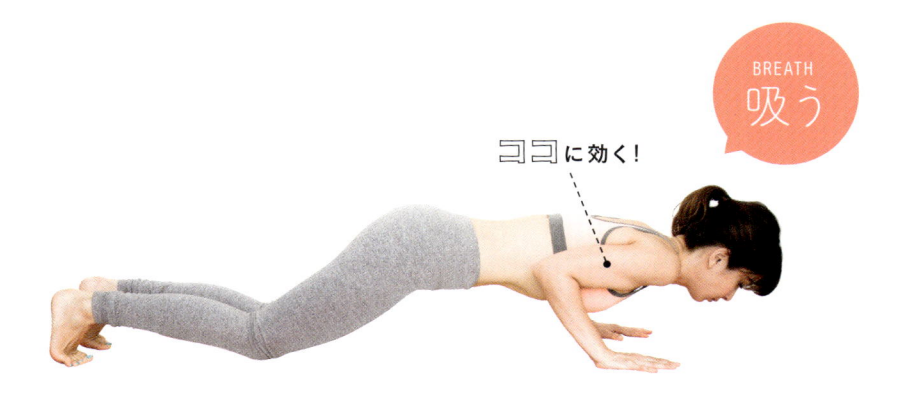

BREATH
吸う

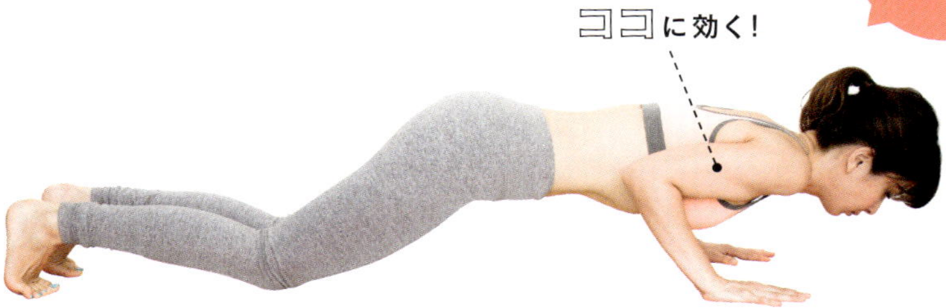

3.

息を吸いながら上体をゆっくりと引き上げ、ひじを伸ばして元の体勢に戻す。

RESCUE WORKOUT

08

For the calf

ふくらはぎを細くしたい！

ふくらはぎは、足に送られた血液を心臓に戻すポンプの役割を果たしています。
老廃物や水分がたまると太くなりがちなので、リンパの流れをよくしてあげることが大切です。

運動強度 ♥♡♡

☐ STANDARD LEVEL: 左右各10回

☐ ADVANCED LEVEL: –

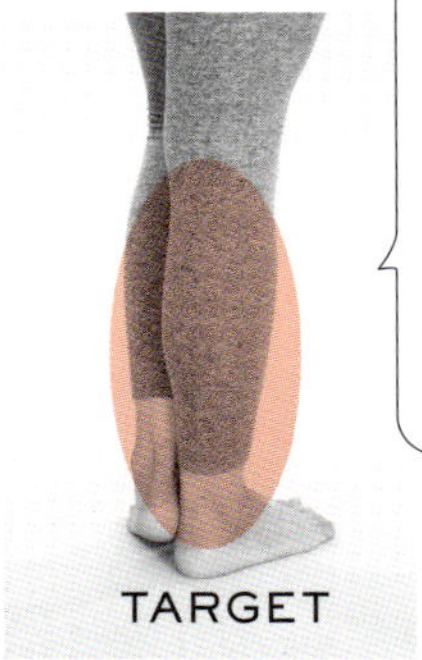

ふくらはぎおよび足首

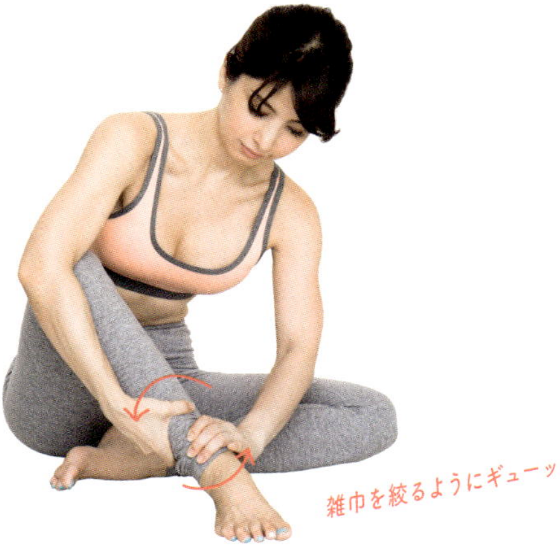

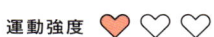

1.

両手で足首をつかみ、雑巾を絞るようにギューッと絞る。同様に、場所を変えてふくらはぎまで絞り上げる。

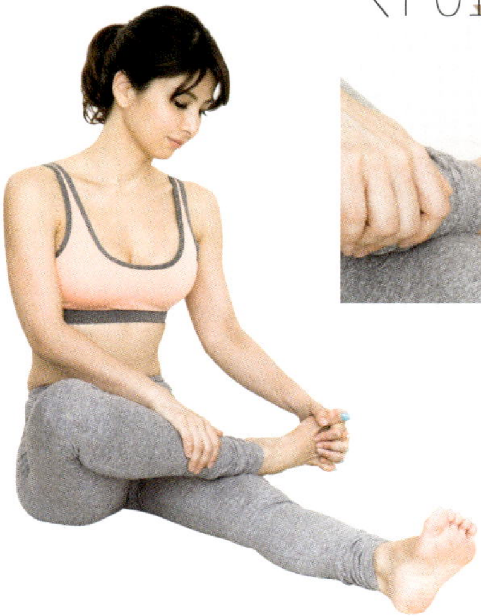

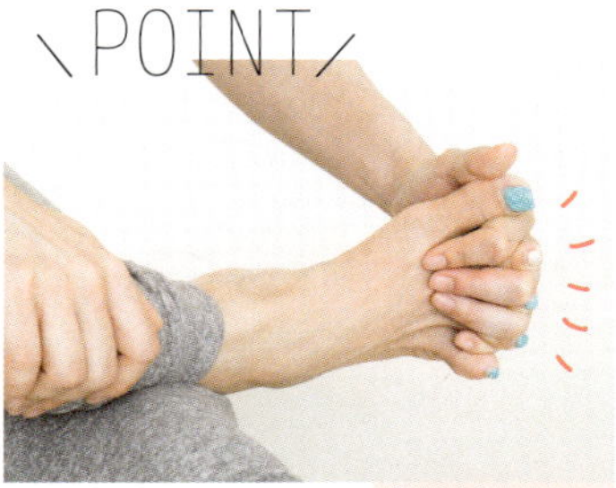

足の指を広げる

2.

脚を組み、足の指の間に手の指を入れて広げる。

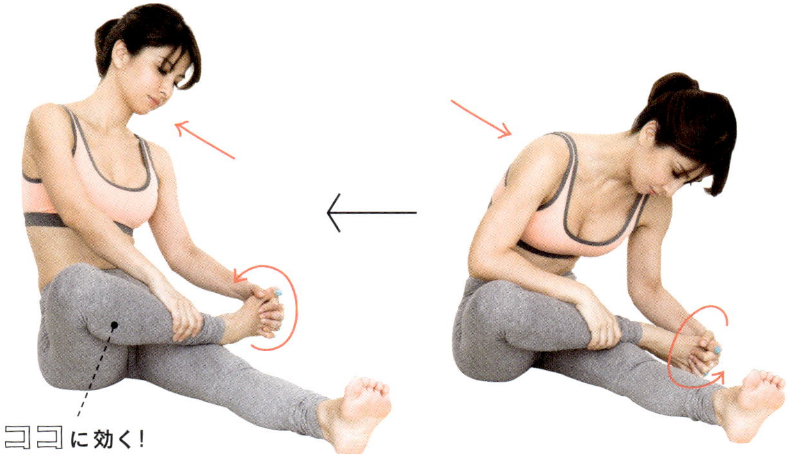

3.

そのまま舟をこぐように上体を前後に倒し、体重をかけながら足首を回す。

RESCUE WORKOUT

09

For the breast

バストアップしたい！

脇や二の腕のお肉を胸にもってくることで、
ふんわりと豊かなバストを作ることができます。
まずは脇の下のリンパ節をマッサージして
老廃物を流し、肉をやわらかくしましょう。

運動強度 ♥♡♡

☐ STANDARD LEVEL: 左右各1回

☐ ADVANCED LEVEL: –

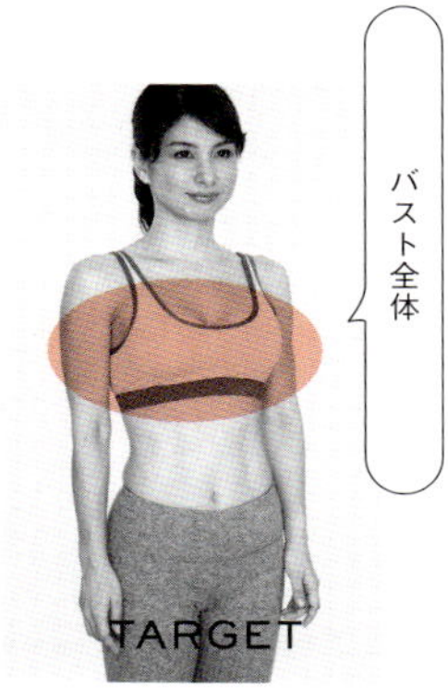

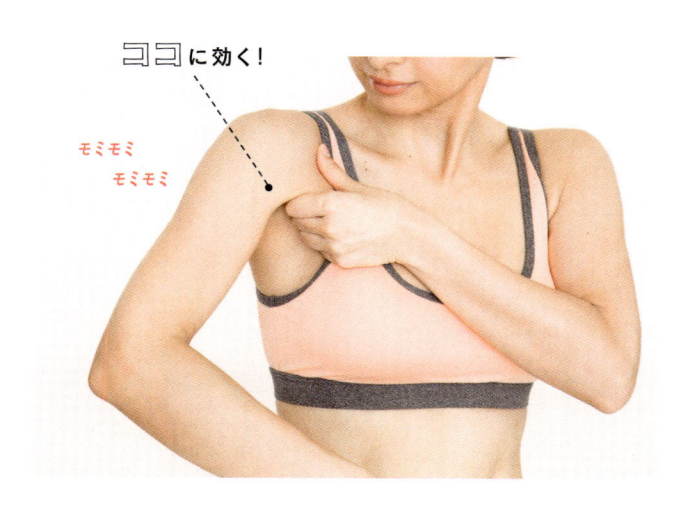

1.

脇に指を入れ、親指で肉をつかむようにしてよくもむ。前側だけでなく後ろ側も同様にもみほぐす。

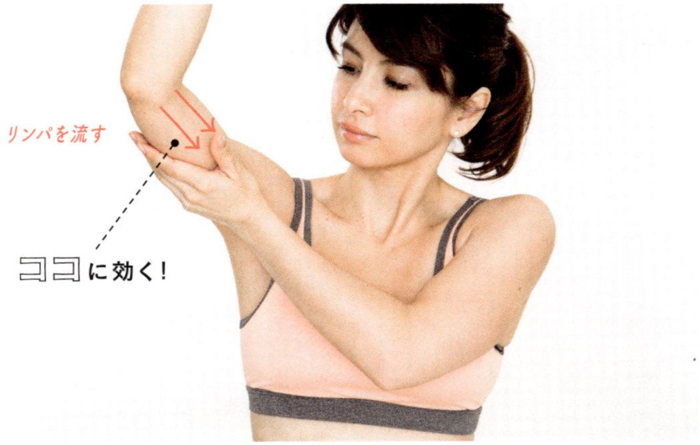

2.

脇を十分もみほぐしたら、二の腕の後ろ側の肉を引き上げるようにひじから脇に向かってこすり上げる。

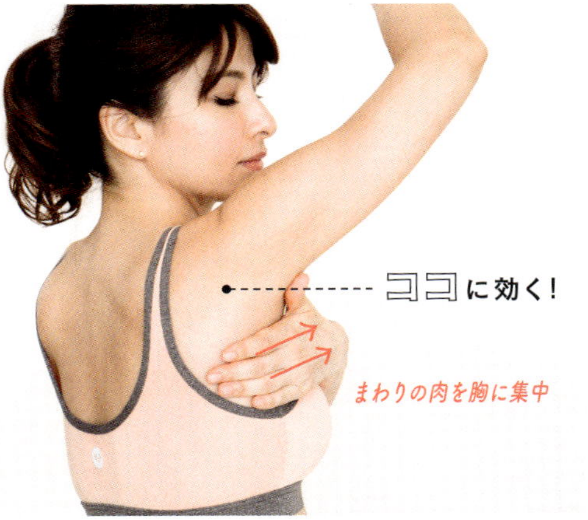

3.

二の腕と背中の肉を胸に集め、下着に収めて固定する。背中のアンダーベルトを肩甲骨の下まで下げて胸を上げる。

RESCUE WORKOUT

10

For the face

顔を小さくしたい！

骨盤を整えるだけでも、頭蓋骨が締まって
顔が小さくなりますが、リンパの流れをよくすると
顔のむくみがとれてさらに小顔に。
首もすっきりと細く長くなり、印象が変わります。

運動強度 ♥♡♡

☐ STANDARD LEVEL: 各2～3回

☐ ADVANCED LEVEL: –

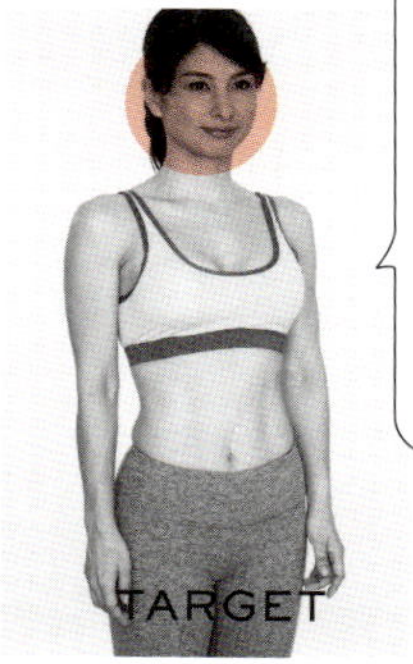

あごのまわりおよび輪郭

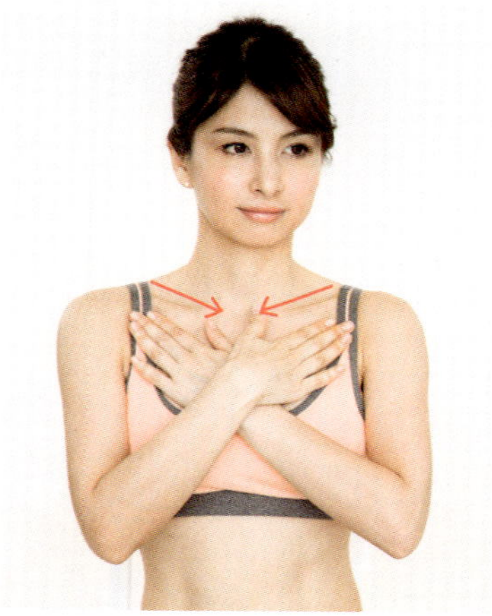

1.

手を鎖骨の下におき、肩から胸に向かってすべらせる。力を入れず、
やさしくなでる程度でOK。

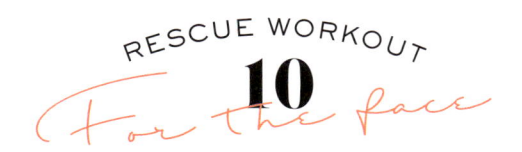

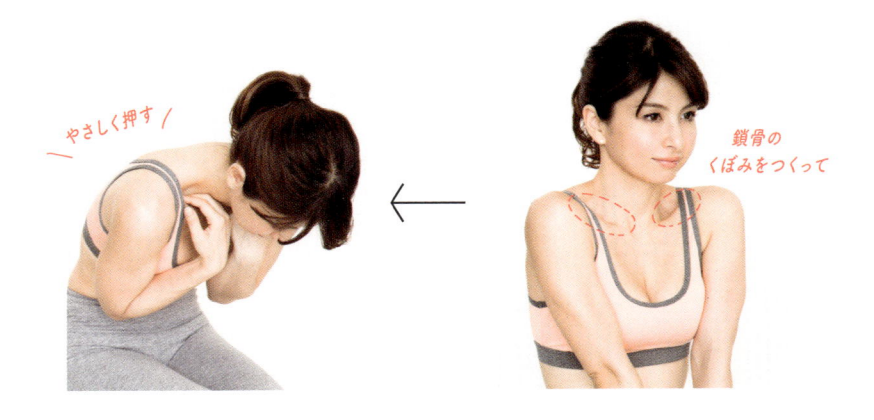

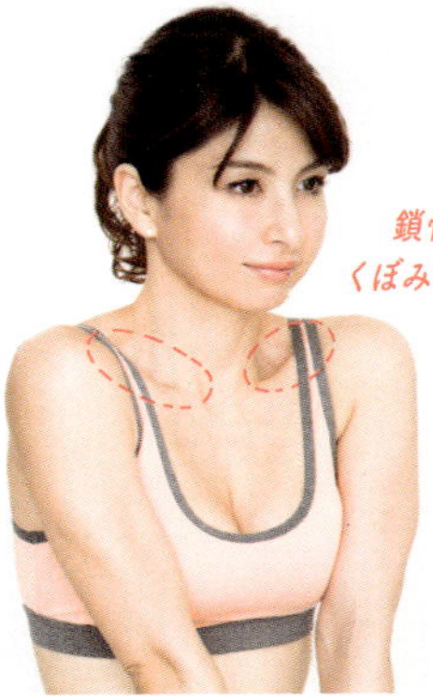

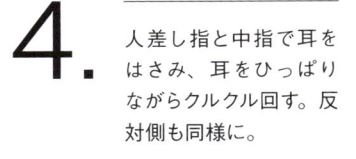

2.

肩を持ち上げるようにして鎖骨のくぼみをつくる。そこに指を入れ、上体を前に倒してやさしく押す。

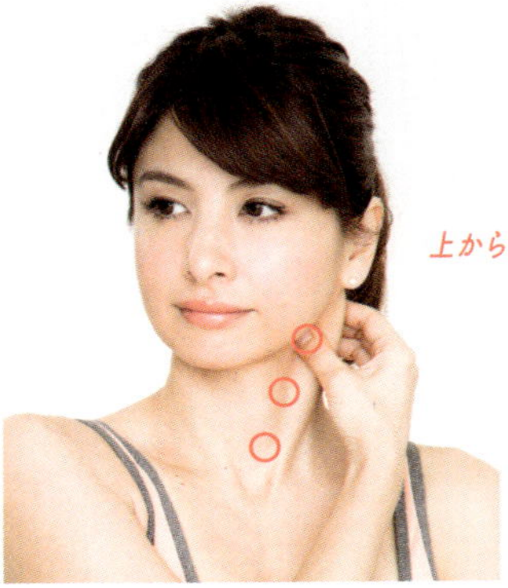

3.

耳の下から鎖骨につながる首の筋を指でつまみ、耳の下から順に3か所刺激する。反対側も同様に。

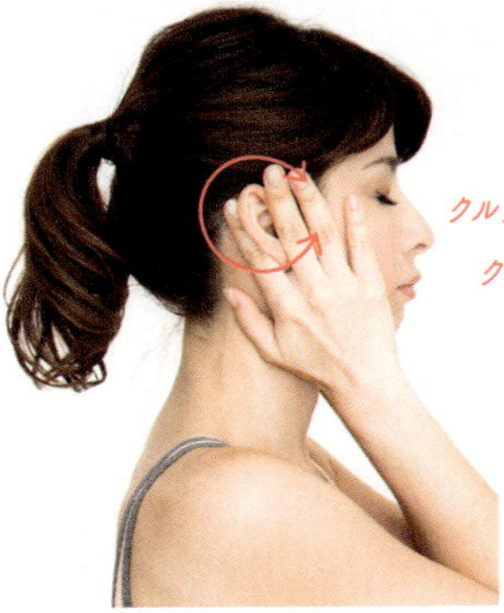

4.

人差し指と中指で耳をはさみ、耳をひっぱりながらクルクル回す。反対側も同様に。

RESCUE WORKOUT

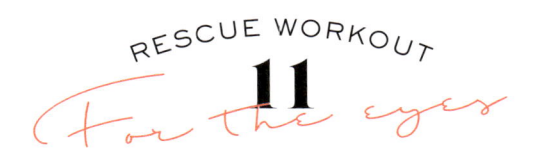

11 For the eyes

目をぱっちり大きくしたい！

顔のむくみを解消して目が大きく見えるうえ、フェイスラインのたるみ対策にもおすすめ。メイク落としのついでに、100ページのケアと併せて行うと、さらに効果的です。

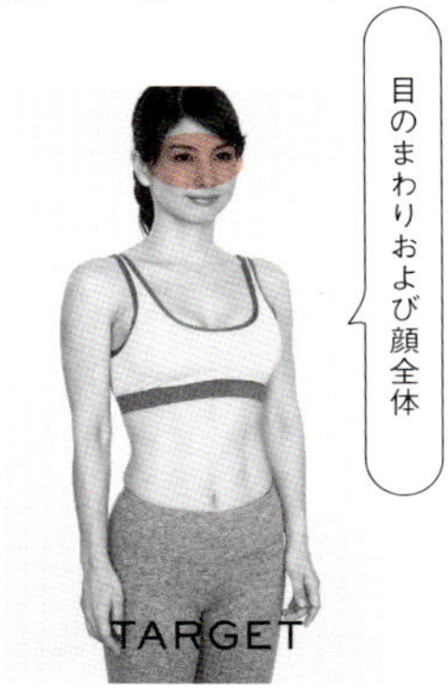

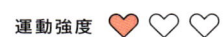

運動強度 ♥♡♡

☐ STANDARD LEVEL: 各2～3回

☐ ADVANCED LEVEL: －

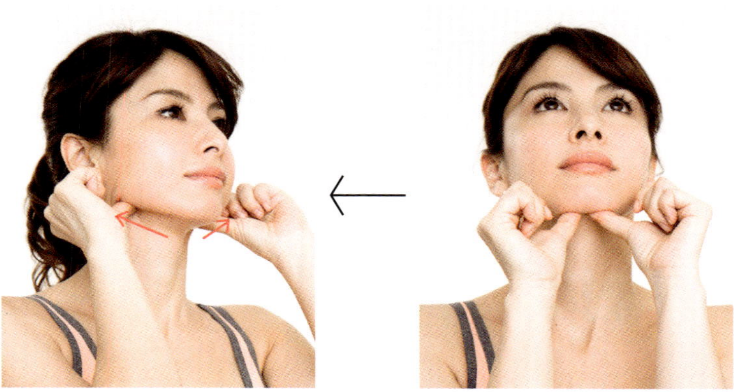

1.

あごを上げ、骨の下のくぼみに親指をあててゆっくりと押す。そのまま耳の下まで押し上げる。

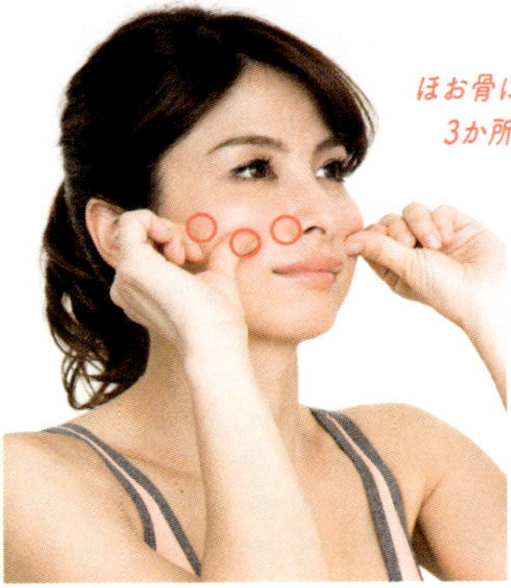
ほお骨に沿って
3か所押す

2.

同様に、ほお骨の下のくぼみに親指をあてて押す。顔の中心から外側の順に3か所刺激する。

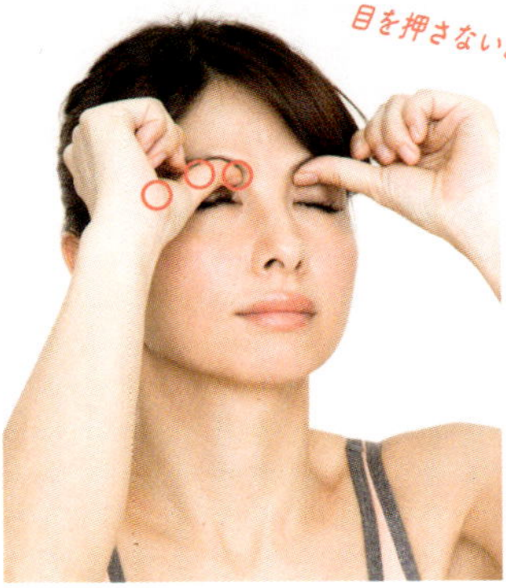
目を押さないように！

3.

同様に、眉毛の下のくぼみに親指をあてて押す。目を押さないよう気をつけながら、顔の中心から外側の順に3か所刺激する。

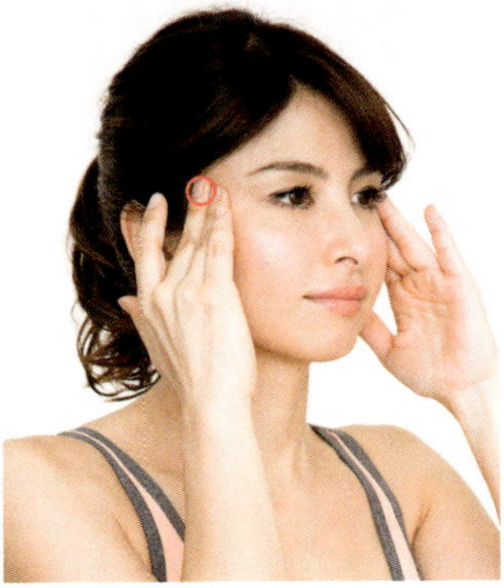

4.

最後に、こめかみのくぼみに中指をあててゆっくりと押す。

Emi's voice 2

お気に入りのウェアで
モチベーションをアップします

ビジネスマンにとってスーツが戦闘服であるなら、私にとっての戦闘服はヨガウェア。ウェアがかわいいと自然とテンションも上がるので、気になるものを見つけては買い足して、今では上下で50着以上は持っています。
〝ヨガウェア〟はゆったりとした形のものも多いのですが、私が好きなのは、体にぴたっとフィットするナイキなどの〝フィットネスウェア〟。そのほうが体のラインが見えてトレーニングの効果が分かりやすいし、スタイルもよく見える気がします。1回でも結果を出せるトレーニングを目指しているので、その日どれだけ絞れたか確認できるよう、トップスはお腹が出る短いタイプを選びます。
プロポーションが変わってからはウェアを選ぶ楽しみもグンと増え、買い足すペースもさらに上がりました。レッスン前はウェアにTシャツを重ねただけで街を歩くこともありますが、それも今の体型があってこそできる着こなしかもしれません。

女性らしい花柄が
お気に入りのセットアップ

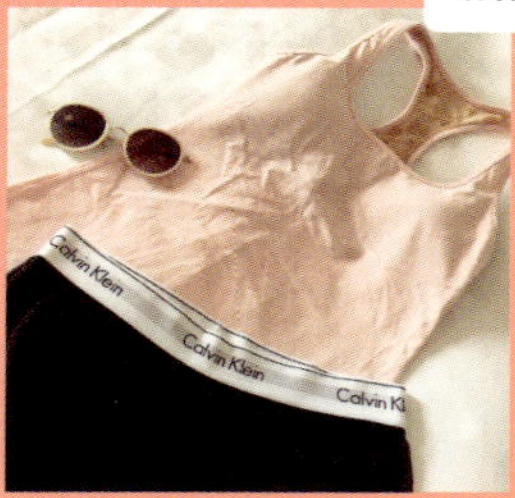

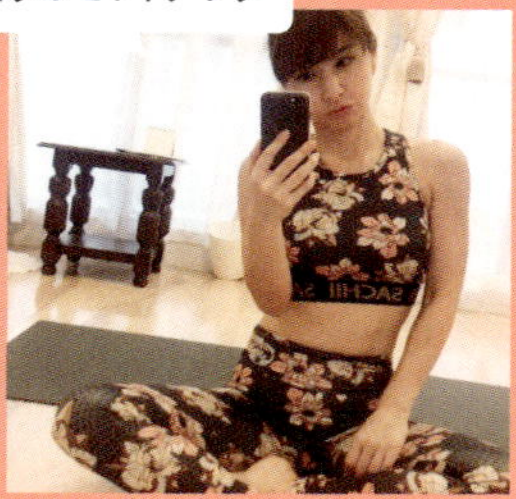

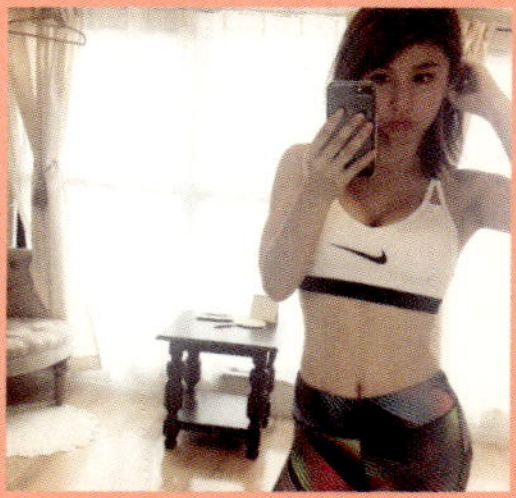

バックスタイルがかわいいケイト・スペード

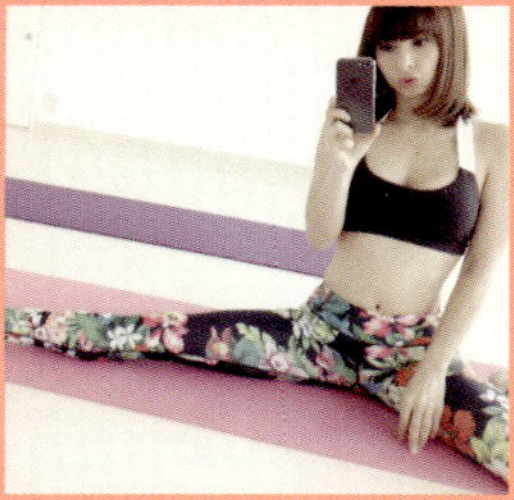

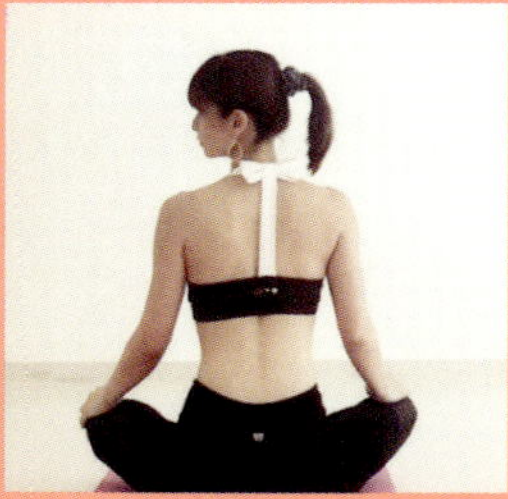

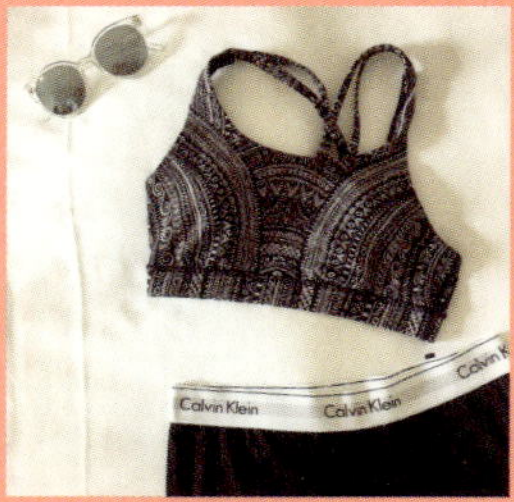

ふだん着にも♪

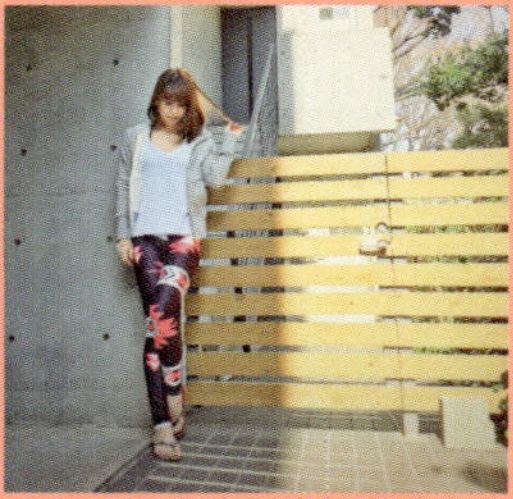

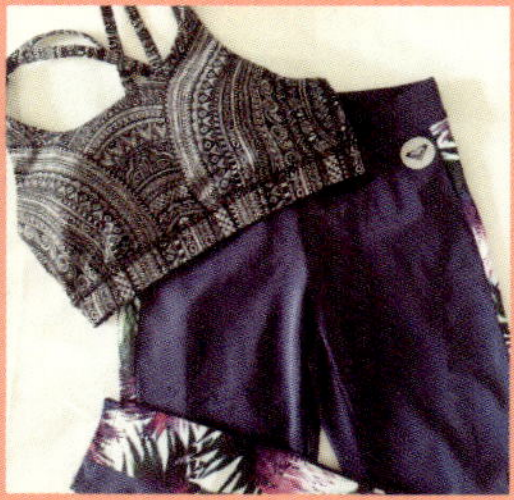

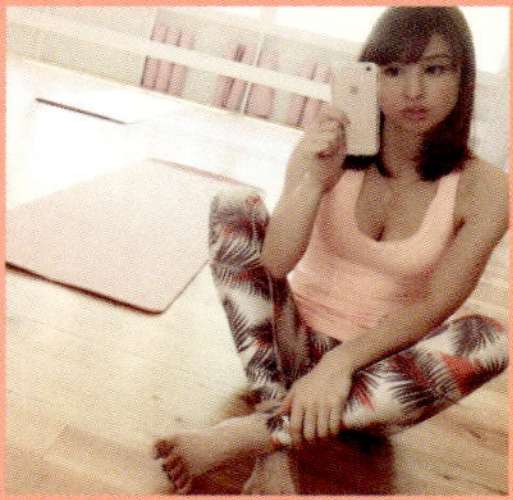

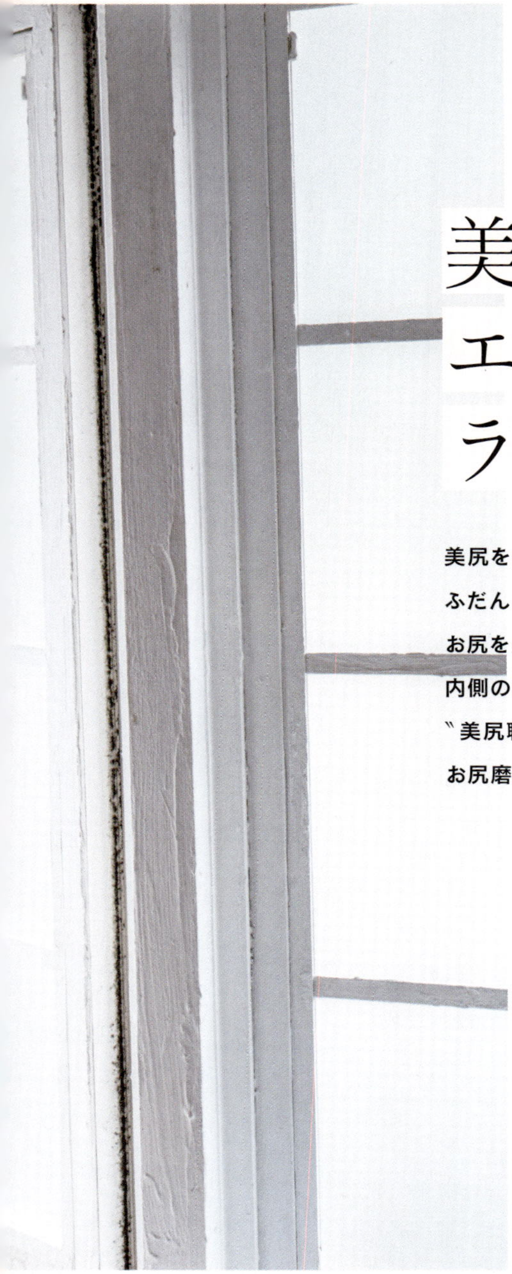

美尻をつくる エミ流 ライフスタイル

美尻をつくる方法はヨガだけではありません。
ふだんの生活の中でもちょっとした工夫で
お尻を美しくするサポートができるのです。
内側の筋肉を鍛えたら、外側からも磨いてほしい。
〝美尻職人〟の私が日々続けている
お尻磨きの方法をご紹介します。

PART

4

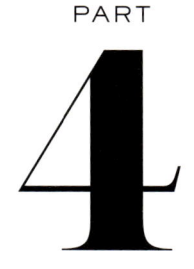

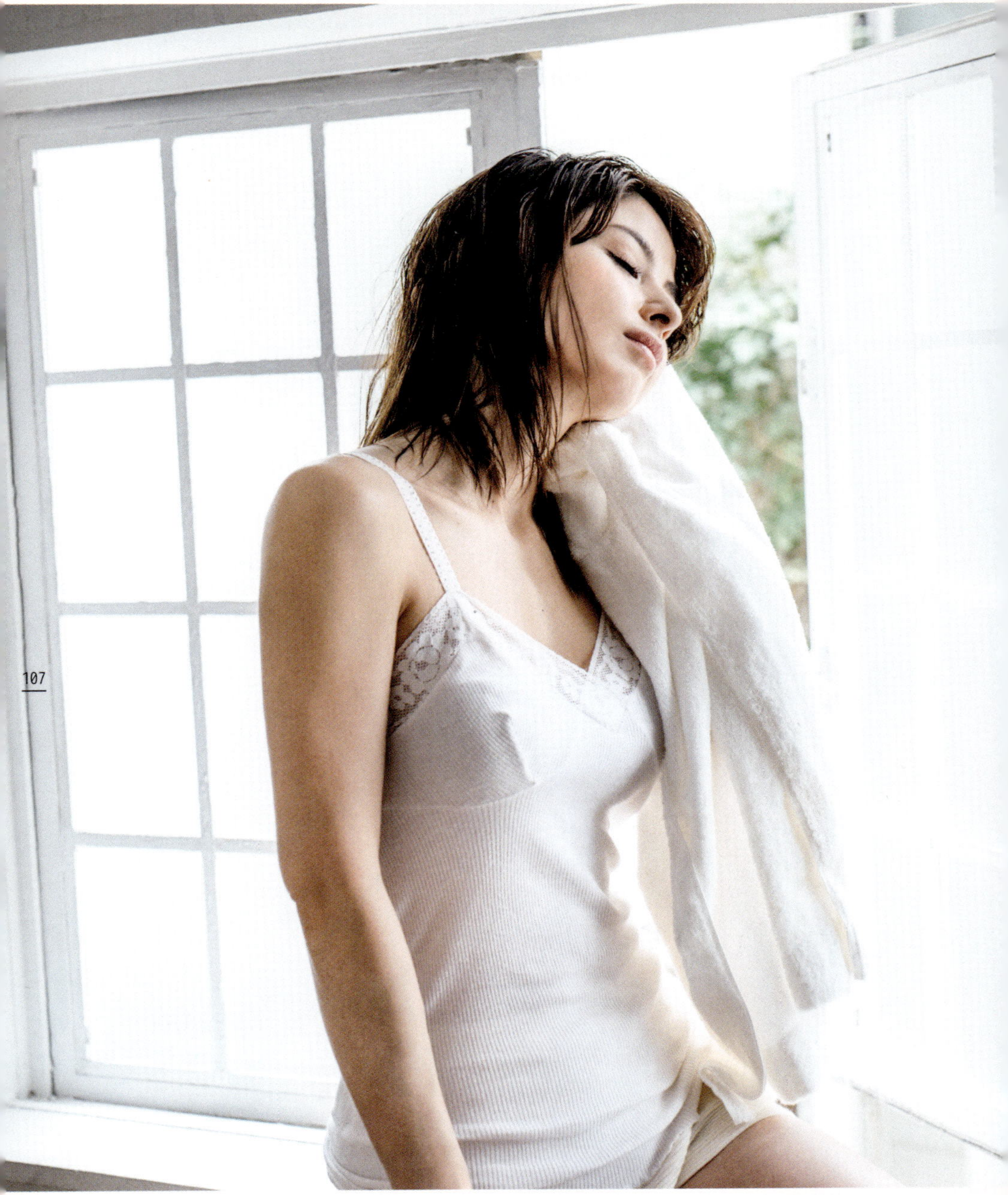

LIFESTYLE 1:

お尻の肌を守り育てる お風呂の入り方

[その1]

「エプソムソルト」で 毎日ミネラル補給

もともと冷え症で、ヨガを始める前は平熱が35℃台という低体温だったので、夏も毎日湯船につかります。入浴剤で肌からミネラルを取り入れられると知ってからは、なおさらお風呂タイムが大切に思えるようになりました。

その入浴剤「エプソムソルト」は、〝ソルト〟といっても塩ではなくマグネシウム。これを入れたお風呂につかると、体が芯から温まり代謝が上がるうえ、食事だけでは不足しやすいマグネシウムが肌から吸収されるそうです。他の入浴剤とは汗のかき方が全然違うし、さらさらの汗をたっぷりかいているのに疲れません。肌もつるつるになるし、本当にすごい！　外食が多く栄養が偏りがちな人には特におすすめです。

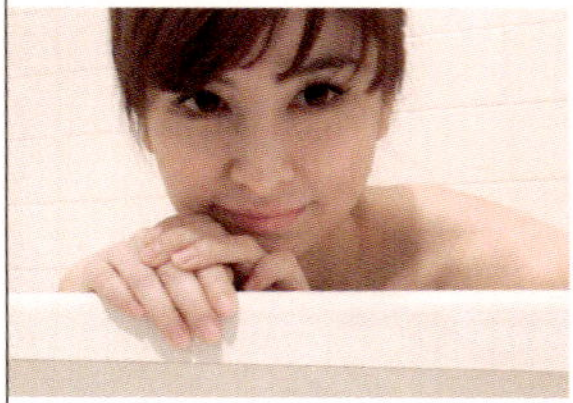

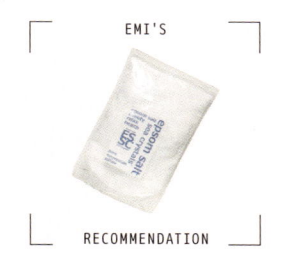

愛用するモデルさんも多いそう。ネット通販でまとめ買いしています。シークリスタルス エプソムソルト 2.2kg ￥1111／ヒロセ

EMI'S

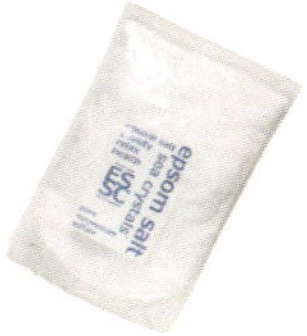

RECOMMENDATION

［その2］

まずシャンプーから。ボディソープは使わない

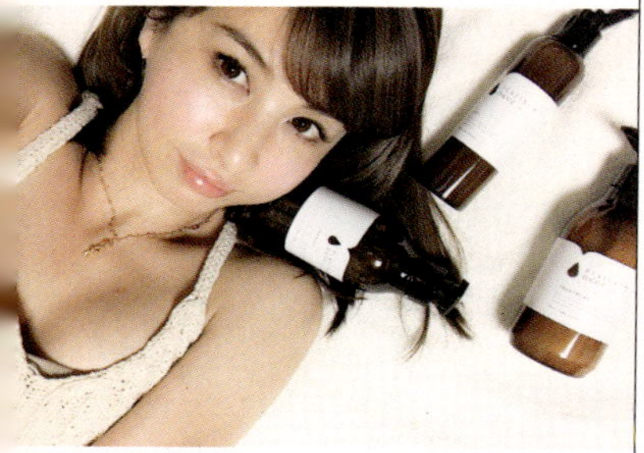

お風呂では、トリートメントの成分を肌に残さないよう、まず髪を洗ってから最後に体を洗うのがいつもの流れです。といっても、基本は手とお湯で洗い流すだけ。ボディソープは、肌のうるおいを奪うのでほとんど使いません。日焼け止めを落としたいところだけ少量を泡立ててつけるくらい、本当に最低限。これで、お風呂上がりに保湿剤を塗らなくても、しっとり肌をキープできます。

逆に、シャンプーにはこだわりがあります。今使っているのは、美容師さんにおすすめしてもらった「プラチナドロップ」というシリーズ。ちょっと高いのですが、他の化粧品にお金をかけないぶん、ここだけはと思って投資しています。髪はとても年齢が出やすく、肌と違って一度傷んだら切るしかありません。私にとって髪は、お尻の次に自信のあるパーツかもしれないと思います。

美容師さんが開発した製品だから安心。プラチナドロップ シャンプー by air ¥3000、トリートメント ¥3300／ともにエアーエンターテイメント

EMI'S

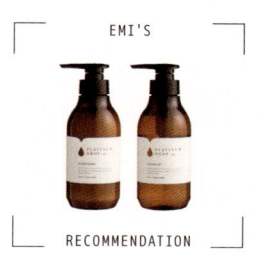

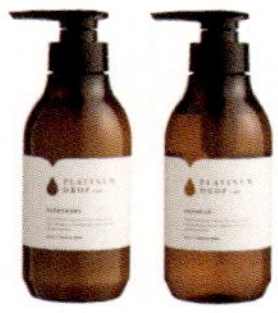

RECOMMENDATION

LIFESTYLE 2:

お尻をすべすべにする
お手入れ法

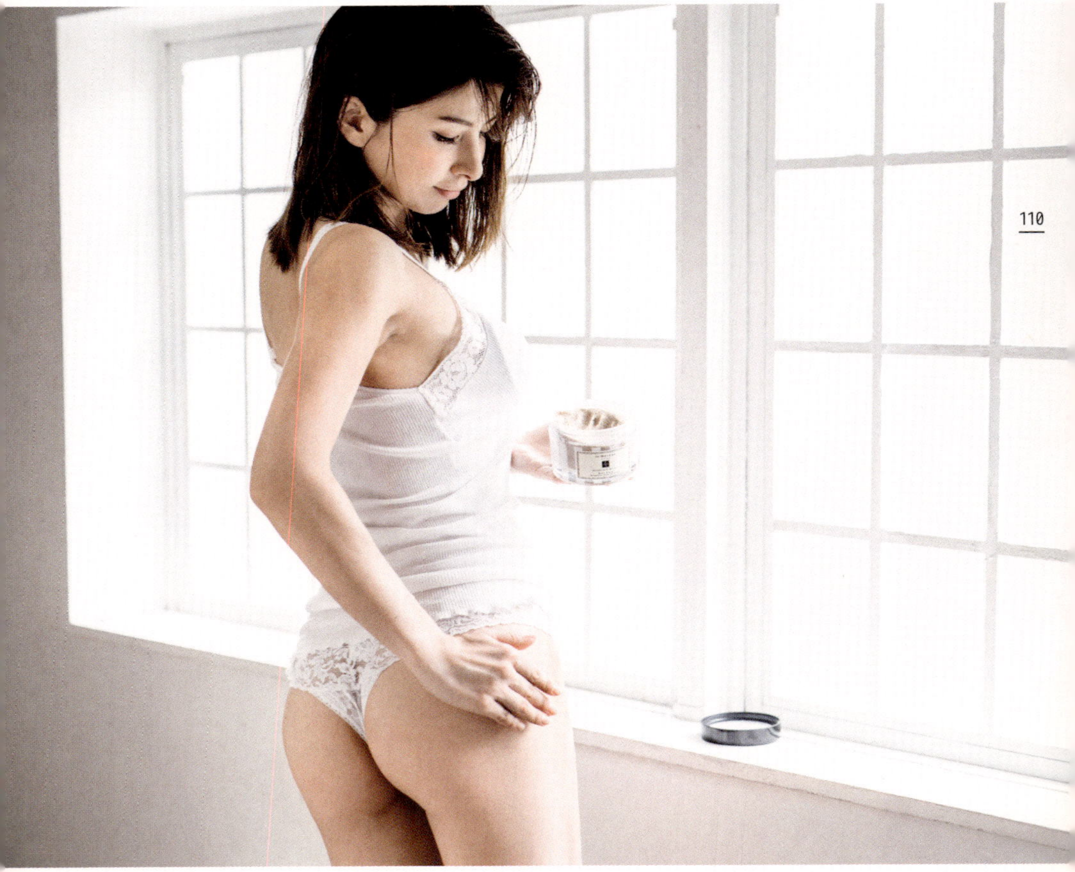

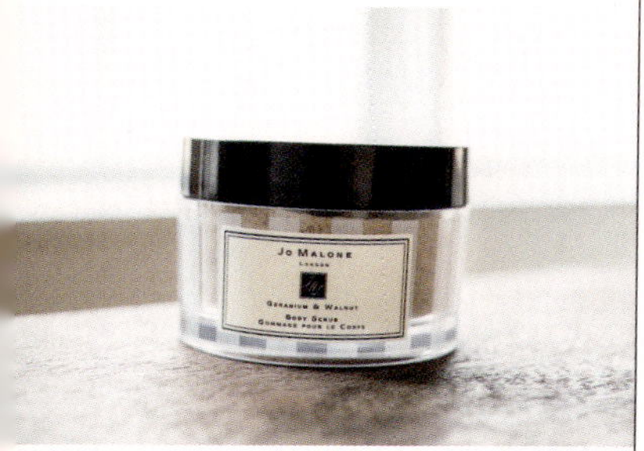

上）仕上がりのもっちり感が他のスクラブと全然違う！ 香りも大好き。ゼラニウム & ナッツ ボディスクラブ ¥8400／ジョー マローン ロンドン
下）お尻パックに使うハトムギ粉は、飲み物や料理に入れても。ファイン ハトムギエキス末100% ¥3000／ファイン

EMI'S

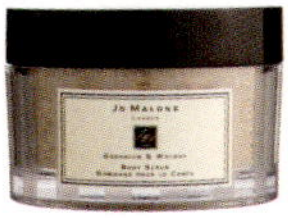

RECOMMENDATION

EMI'S

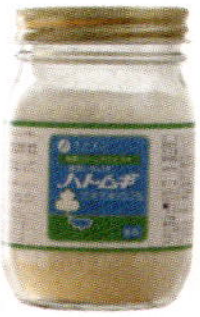

RECOMMENDATION

［お風呂場編］

お尻スクラブと手作り保湿パック

お尻は、服の摩擦やムレでニキビができやすいところ。じつは私も10代のころからずっと悩まされてきました。そんな私の対処法が、肌のターンオーバーをサポートするスクラブと、ハトムギ粉で作る保湿パックです。

スクラブは、ドラッグストアで数百円の顔用のものをお尻専用に。週に１～２回、ニキビやニキビ跡が気になるところに塗って、クルクルとマッサージします。さらに２週間に１回、ジョー マローン ロンドンのボディスクラブで全身を磨き上げ、すべすべでもっちりとした肌に仕上げます。

保湿パックは、乾燥が気になる冬場に週に１回くらい手作りします。美肌効果があるハトムギ粉大さじ１～２にアボカド1/2個とヨーグルト大さじ１をよく混ぜてお尻に塗り、10分くらいおいて洗い流すだけ。もちろん顔にも使えるので一石二鳥です。

[お風呂上がり編 1]

ローションで
ビタミンC補給

お尻のお手入れは、スクラブとパックだけではありません。お風呂上がりは、顔と同じようにお尻にも毎日化粧水を使います。

使っているのは、ビタミンCが高濃度に配合されたローションで、本来は顔用のドクターズコスメ。美容皮ふ科で処方してもらいました。お尻に使うなんてもったいないと思われそうですが、お尻全体に塗るのではなく、ニキビのできやすいところだけに使うので、1本でかなり長くもちます。このローションを使い始めてから、黒ずんでいた肌も明るくなり、ニキビもできにくくなったと思います。

お尻は、自分ではふだん目につかないところなのでついケアを怠りがちですが、お手入れをすればその分必ず応えてくれると思います。お尻の形だけでなく肌も整ってからは、露出の多いビキニも自信を持って着られるようになりました。

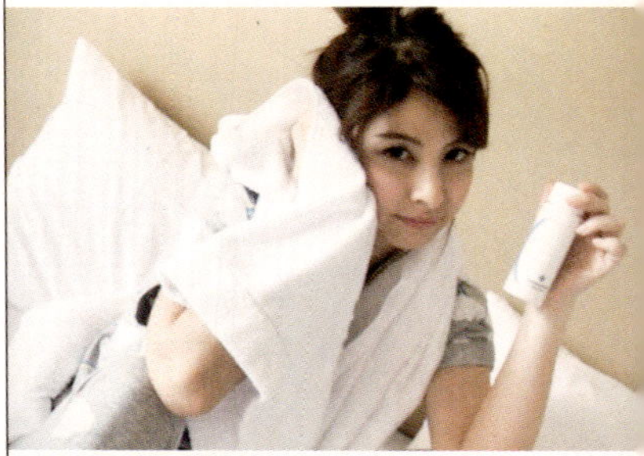

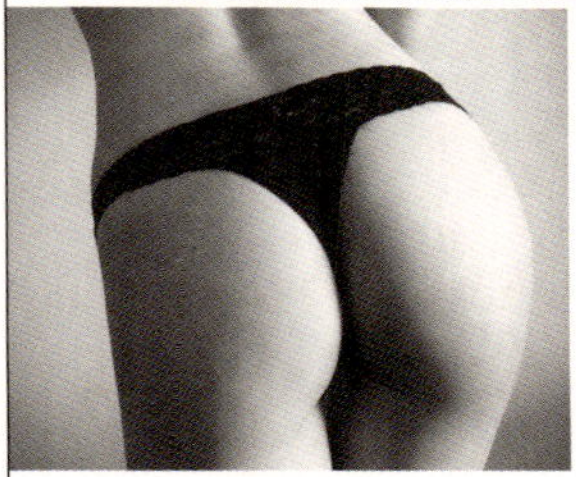

ニキビ予防はもちろん、美白効果も。アブソリューションシリーズ VC5 ノーマルローション ¥6000／アブソルート

EMI'S

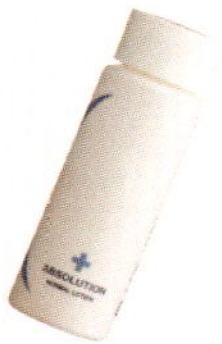

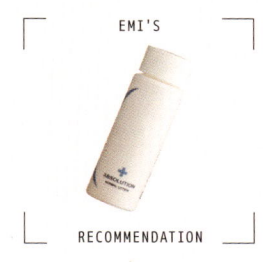

RECOMMENDATION

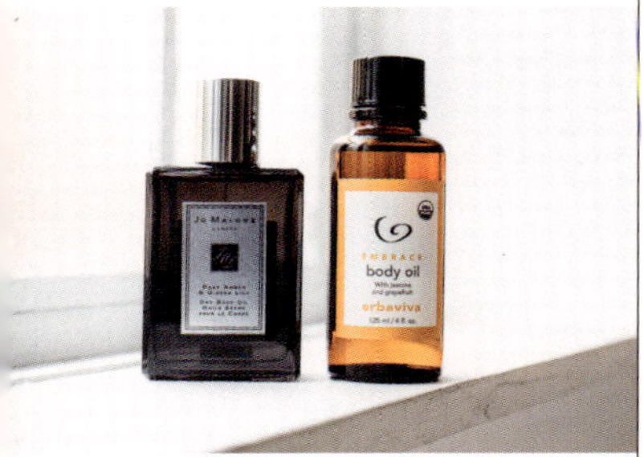

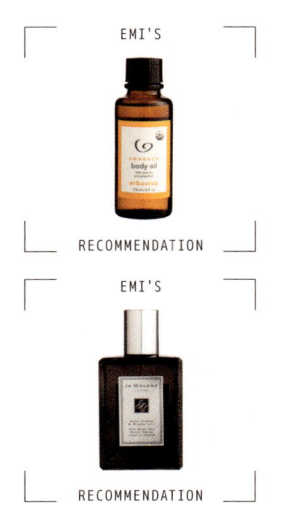

上）マッサージのほかお風呂に入れるバスオイルとしても。EM ボディオイル ¥2800／エルバビーバ
下）香りもお気に入り。ダーク アンバー ＆ ジンジャー リリー ドライ ボディ オイル ¥11000／ジョー マローン ロンドン

EMI'S

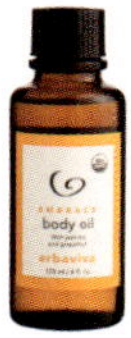

RECOMMENDATION

EMI'S

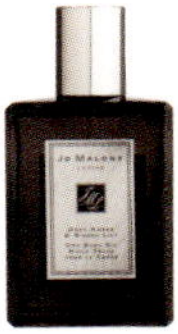

RECOMMENDATION

［お風呂上がり編２］

ボディオイルで
マッサージ

ボディオイルは、マッサージ用とつや出し用の２本を使い分けています。

マッサージは、レッスンが少ない日など、運動量が足りないなと感じたとき、少しでもそれを補うために。ひざから上にエルバビーバのボディオイルを塗って、お尻に向かって肉を引き上げるように手をすべらせ、太ももとお尻の境目を押し上げます。疲れがたまったときの疲労回復にも有効です。お尻に塗るとローションの浸透が悪くなりそうなので、マッサージの際に塗るのは太ももだけ。

つや出し用はジョー マローン ロンドン。ボディソープをほとんど使わないおかげで、何も塗らなくても肌のうるおいは保たれますが、水着を着る前など特につやを出したいときにオイルの力を借ります。独特のエレガントな香りに包まれるだけで、心と体がリラックスしていくのが分かります。

LIFESTYLE 3:

肌トラブルのときのスペシャルケア

Oops...!

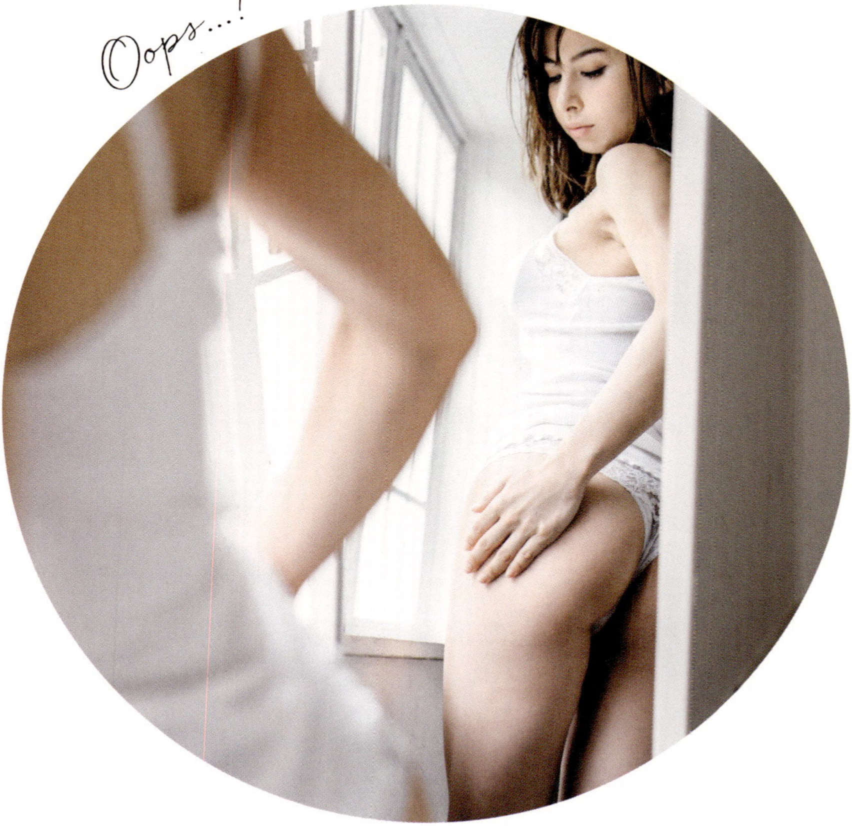

のむ日焼け止めと
ニキビ退治のスキンパッチ

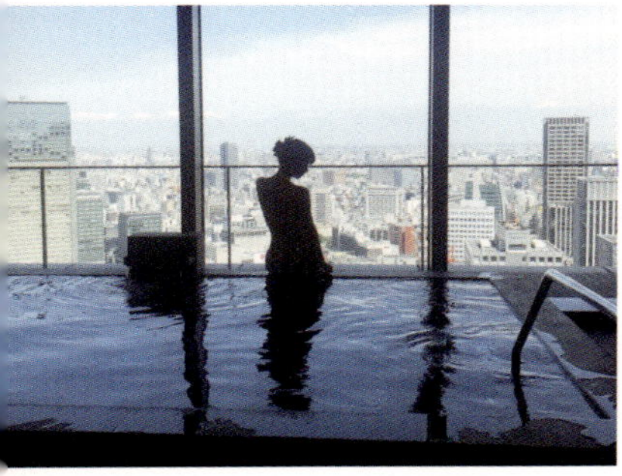

肌トラブルは年齢を重ねるごとに治りにくくなるので、できるだけ未然に防ぐかトラブルを起こしたらすぐにリカバーするように心がけています。トラブルの原因のひとつは紫外線。長時間外にいるときやビーチリゾートなど紫外線の強い場所に行くときは、日焼け止めサプリの「ヘリオケア」をのんでおきます。天然成分がしみやしわの原因になる有害物質を破壊してくれるうえ、アンチエイジング効果もあるそうです。また、お尻にニキビができてしまったとき頼りにしているのが、スキンフードのニキビパッチ。お風呂上がりに貼るだけで、赤いニキビも早く治るし、跡が残りにくいような気がします。

そして、ボディケアとマッサージの勉強をかねて月に1回以上はスパに。特にお気に入りは写真上のザ・リッツ・カールトンで、トリートメントの技術はもちろん、眺めも最高です！　とはいえいちばんのケアは、ヨガとトレーニングでたっぷり汗をかくことと、バランスよく食べることかもしれません。

EMI'S

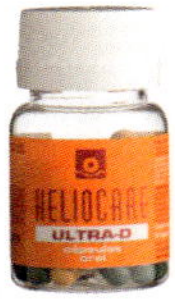

RECOMMENDATION

EMI'S

RECOMMENDATION

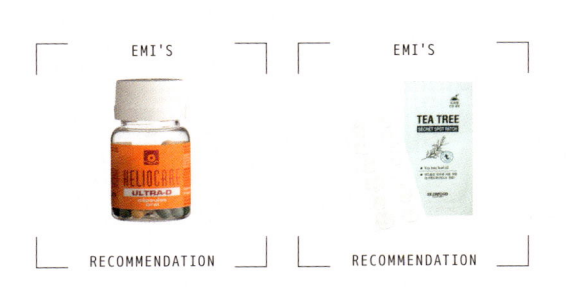

左）紫外線予防のサプリメントは皮ふ科で処方してもらいます。ヘリオケア ウルトラD オープン価格／PRSS.Japan
右）お風呂上がりにニキビの上から貼るだけ。お手頃価格も魅力。スキンフード ティーツリー シークレット スポット パッチ ¥200／フードコスメ

LIFESTYLE 4:

美尻を生かす究極の肌着の選び方

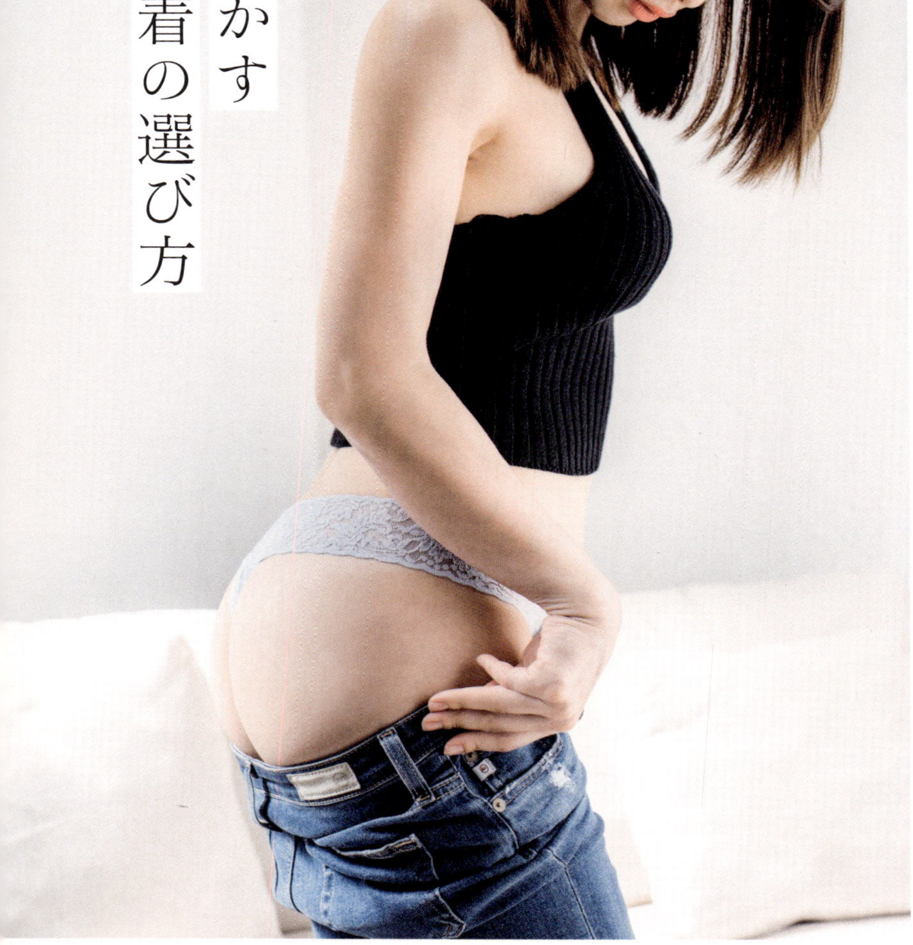

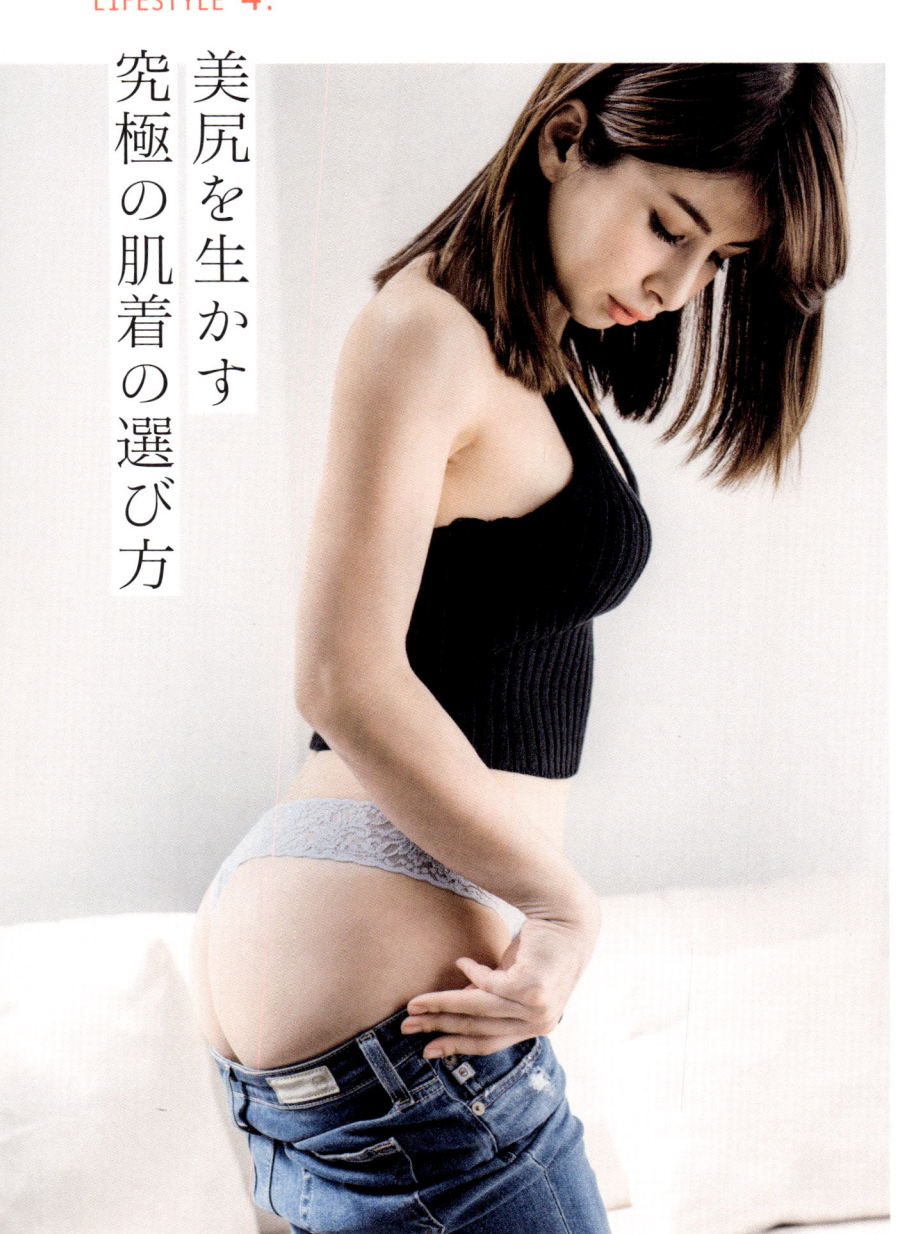

お尻をつぶさないのは
総レースのTバック

お尻を包む普通のショーツは、アウターにひびきがちなうえ、せっかくつくったお尻の丸みをつぶしてしまいます。また、ゴムで締めつけるとリンパの流れが悪くなり、むくみやセルライトの原因になるとも言われているので、私のおすすめはTバックです。

なかでも、今愛用しているハンキーパンキーのタンガは、お尻を最高にきれいに見せてくれる究極のお気に入り。やわらかなレースがお尻に気持ちよくフィットして、まるで何もはいていないようなつけ心地です。洋服はもちろん、ぴたっとしたヨガウェアにもまったくひびかず、ときどき「下着はつけていないんですか？」と聞かれるほど。

「PANTY BAR」という通販サイトで買っていますが、色バリエーションが豊富で選ぶのもすごく楽しいです。繊細なレースが形崩れしないよう、毎日大切に手洗いしています。

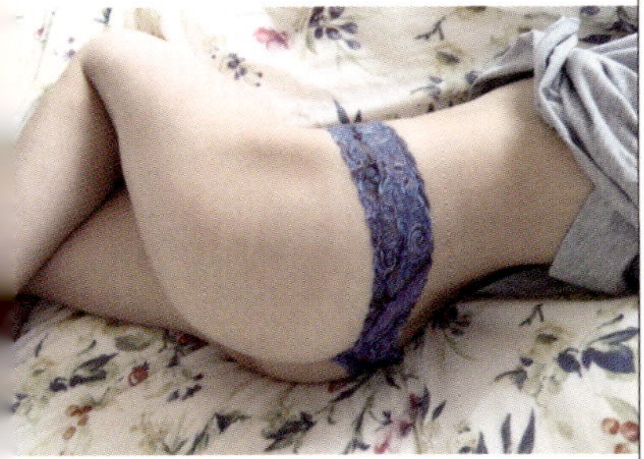

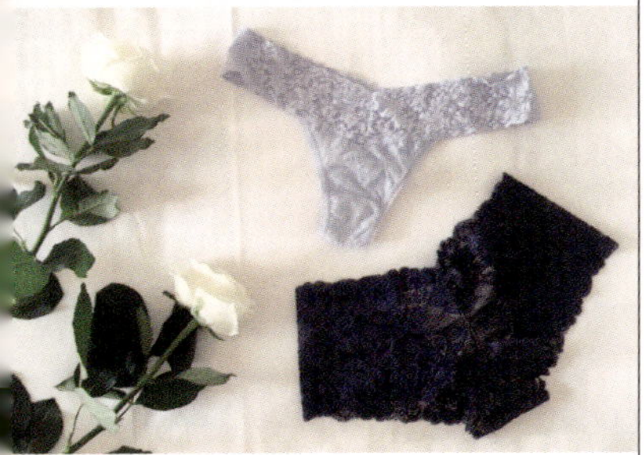

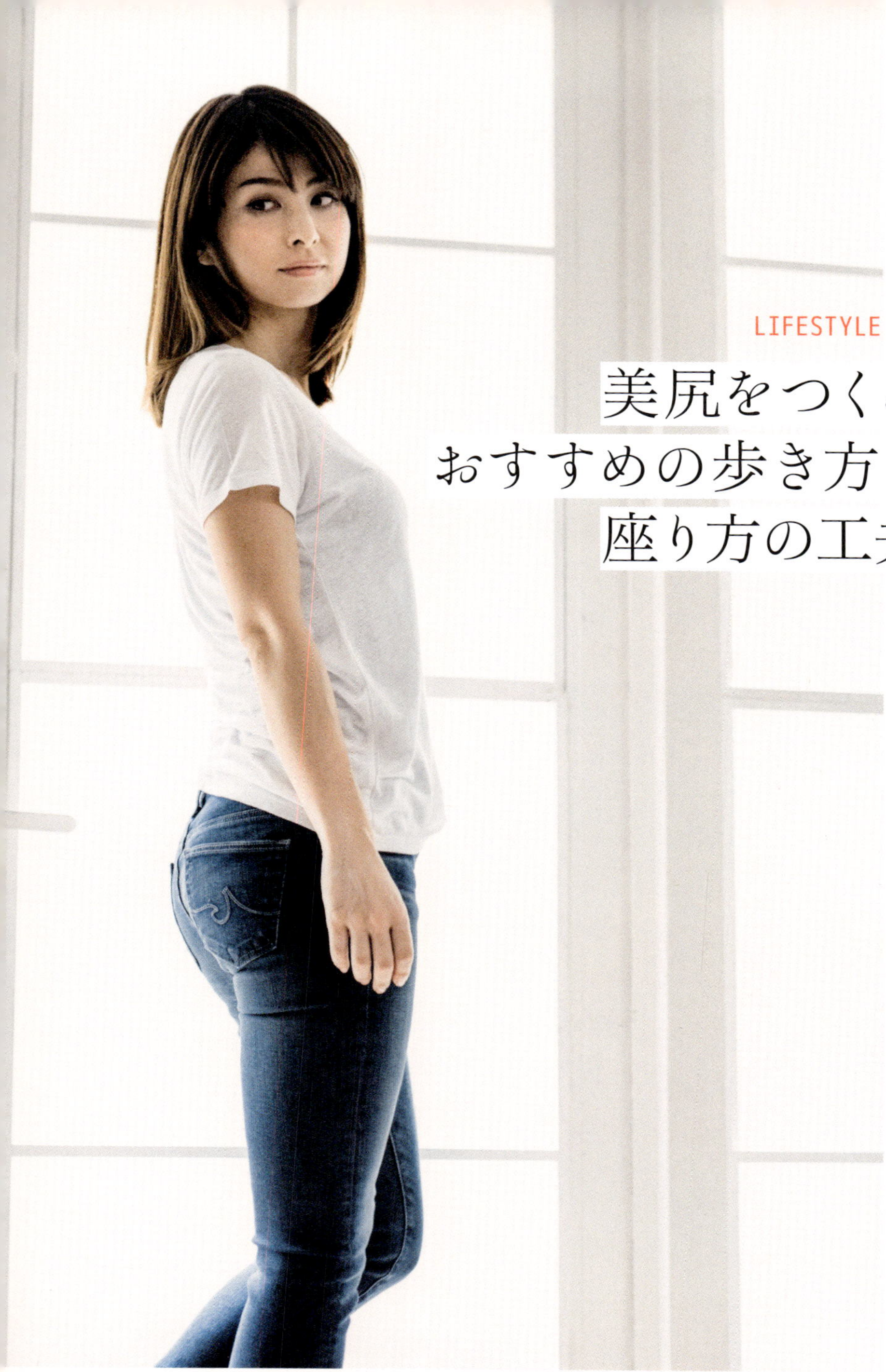

LIFESTYLE 5:

美尻をつくる おすすめの歩き方と 座り方の工夫

毎日の習慣で
カラダはもっと変えられる

歩き方は、お尻の形はもちろん脚の形にも影響するのでとても大切。私はできるだけ内ももの筋肉を使い、歩幅を広くして速歩きするようにしています。足跡を一直線上に並べるような気持ちで。がにまたで歩くと骨盤が広がってしまうので注意します。平地では、前に出す脚よりも蹴り出す脚を意識すると、ももの後ろ側とお尻の筋肉が刺激されてヒップアップにつながります。

階段を上るときは、ひざを胸に引き寄せて階段の高さよりも脚を高く上げるようにします。こうすると股関節と太ももをつなぐインナーマッスルが鍛えられ、背筋も伸びます。なんだか少しヘンな歩き方かもしれませんが、スタイルをよくするためだから気にしません。

座るときは、体重でお尻をつぶさないため、お尻の肉を左右にかきわけるようにして骨盤を立て、そっと体をのせます。腹筋と背筋も使っていますね。脚を組んだりひじをついたりしないのは言うまでもありません。

Emi's voice 3

つらい食事制限はなし！
外食も思い切り楽しんでいます

「食べ物に気を使っているんでしょう」とよく言われますが、じつは毎日外食ばかり。特に食事制限もしていません。
たしかに、以前はヤセたくて食事制限をしていました。食べる量を減らしたり、炭水化物を摂らないようにしたりしてダイエットしているつもりだったのですが、体重もプロポーションもあまり変わりませんでした。
それで、お尻のトレーニングをやりながらフードマイスターの資格を取って、食生活も変えたのです。まず、食事の量を減らすのはやめ、良質のたんぱく質を意識的に摂るように。糖質は体に必要な栄養素だと分かり、お米もちゃんと食べるようにしました。すると、体重は4kgも増えたのに、体はむしろ細くなったのです。以前はスナック菓子が止まらなくなることもあったのですが、そんな食欲の暴走もなくなりました。
食事は減らすのではなく、きちんと栄養のあるものを体に取り込むべきだと、今は心から思います。

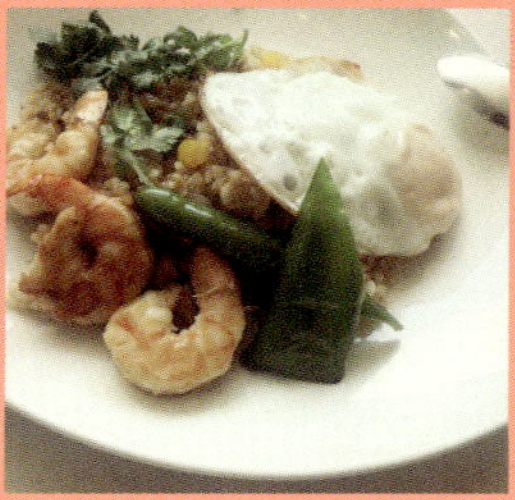

大好きなナシゴレン。適量の糖質は体に必要な栄養素だから、食事できちんと摂るようにしています。

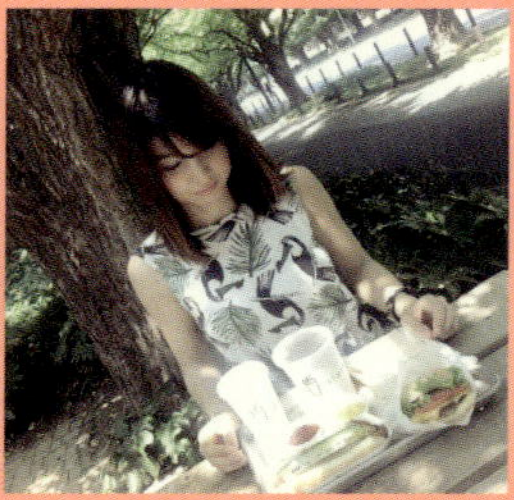

お気に入りのカフェでハンバーガーランチ。楽しく食べることが栄養になるから好きなものはガマンしない！

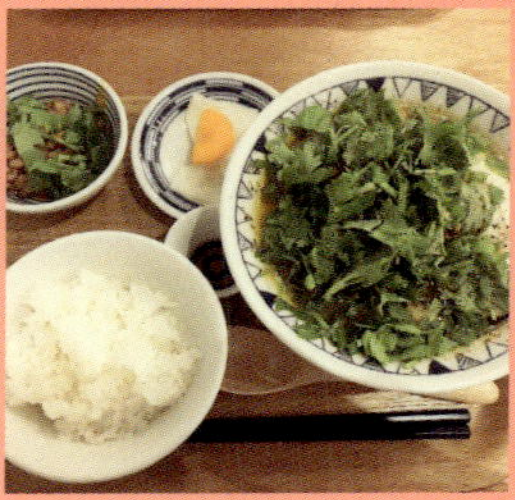

最近ハマっているパクチー料理。日本人の体質に合った良質の糖質が摂れるごはんをつけて定食に。

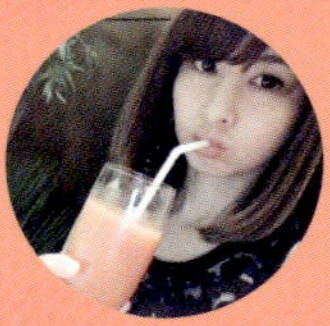

I LOVE スムージー❤
でもマックシェイクも好き！

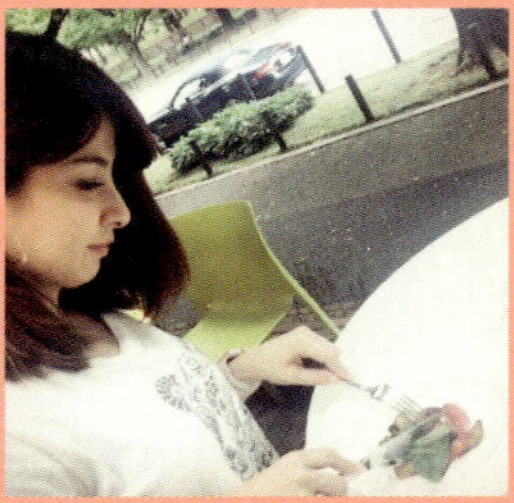

糖質・脂質・たんぱく質と、それらが体内で働くためのビタミンとミネラルが揃っているのが理想のメニュー。

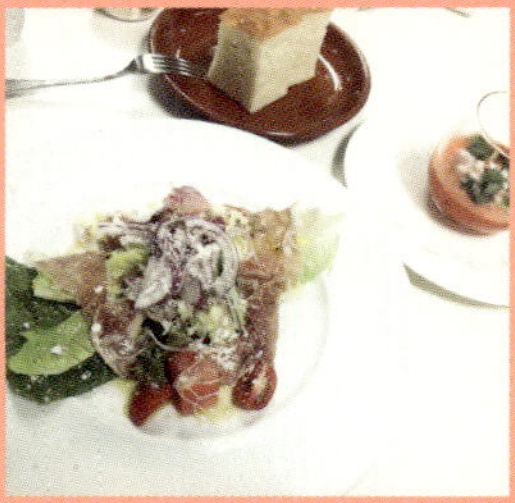

生ハムたっぷりのサラダにパンをつけて。トレーニングの後は特にたんぱく質補給を意識します。

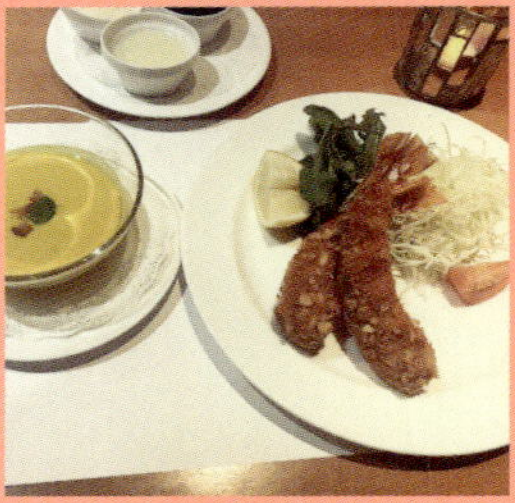

揚げものもポタージュも大好物。1回の食事で栄養が多少偏っても1日の合計でバランスがとれればOK。

〝美尻職人〟に聞く

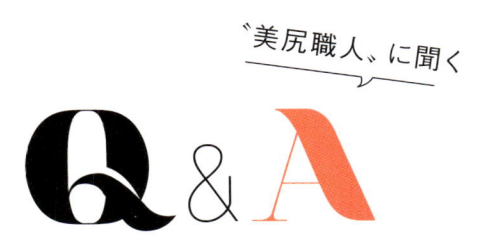

Q&A

レッスンやインスタグラムでよく聞かれる質問とその答えをまとめました。
美尻ヨガを効率よく楽しく行うために、ぜひ参考にしてください。

Q　全体的に細くなりたいのですが、美尻ヨガは全身ヤセには向きませんか？

A　美尻ヨガは全身の筋肉を使うので、お尻だけでなく全身の引き締めに効果があります。また、お尻や太ももの裏側など体の中でも大きい筋肉を鍛えることで代謝を上げ、ヤセやすい体へと導くので、減量にももちろん効果があります。ただヤセるのではなく美しいボディメイクが可能なのが、美尻ヨガのいちばんのポイントです。

Q　モチベーションを保つにはどうすればいいですか？

A　美尻ヨガは１日１ポーズからでも効果が出るので、夕食後やお風呂上がりなど、やりやすい時間を決めて習慣化するのがいちばんおすすめ。その日にやったヨガメニューを手帳やカレンダーにつけ、がんばった記録を見える化すると三日坊主を防ぎやすいと思います。また、ただ「ヤセたい！」などふんわりした目標ではなく、目標の人を決めてその人の写真を見るなど、なりたい体を具体的にイメージすると効果的です。

Q 筋肉痛にならないのは回数が足りないから？

A 運動を始めたばかりで筋肉痛にならないなら、狙った筋肉をうまく刺激できていない可能性があります。本書をよく見て、正確にポーズを再現するようにしてください。正しく刺激できていても、運動に慣れてくれば筋肉痛を起こしにくくなるので、その場合は回数を増やしてみてください。

Q 回数を増やせば早く効果が出ますか？

A 正しいフォームで狙った筋肉をしっかり刺激できていれば、負荷に応じて効果も上がります。逆に、フォームが間違っていたら、いくら回数を増やしても効果は半減します。やみくもに回数を増やすより、骨盤の動きと呼吸を意識し、どこの筋肉を刺激するポーズなのかを考えて行うことが、効率アップのカギです。

Q 筋肉痛でもやったほうがいいのでしょうか？

A 一般的なトレーニングでは、鍛えたことによる筋肉の損傷や疲労が回復するタイミングで次のトレーニングを行うことが推奨されています。でも、そのセオリーはお尻の筋肉には適応外なので、お尻だけは筋肉痛でもトレーニングを続けて大丈夫です。痛くて体を動かしづらければ、いちばん痛いところと別の筋肉を刺激するポーズを選び、できるだけ毎日行うのがおすすめです。

Q ハイヒールをはくと脚がきれいになると聞きますが本当ですか？

A ハイヒールは、背筋を伸ばして姿勢をよくしてくれる一方、つま先立ちの状態を長く続けることで足先が圧迫されて血流が悪くなり、むくみの原因になることがあります。また、重心が前に偏ると、太もも前側に負担がかかってしまい脚の形が悪くなることも。私は基本的に5㎝くらいまでのヒールしかはきません。

Q お尻を鍛えたら大きくなってしまうのでしょうか？

A 美尻ヨガは筋肉が肥大化するほど大きな負荷をかける運動ではないので、お尻全体が大きくなる心配はありません。ただし、インナーマッスルに働きかけることで、たれていたお尻が丸く立体的になりお尻の高さは出ます。これは、お尻が大きくなるのとは違い、キュッと引き締まった印象を与えるはずです。

Q 何歳までに始めれば効果は出ますか？

A 筋肉は人間の体の中でいちばん新陳代謝が活発な組織のひとつで、そのメカニズムは何歳になっても変わりません。若いほど筋肉は鍛えやすく、トレーニングの効果が出るのが早いのは事実ですが、何歳の方でも続ければ効果は必ず出ます。運動しないで年齢を重ねると、筋肉は着実に衰えます。どんな方でも、これからの人生で今がいちばん効果が出やすいときなのです。

Q 筋肉を鍛えたら体重は増えてしまうのでしょうか？

A 筋肉は脂肪よりも重いので、美尻ヨガの効果で筋肉量が増えると体重が増えることもあります。その場合の体重増加は太ったということではなく、体が引き締まり代謝が上がって運動機能も向上したという意味で大成功。逆に、体重は減っても体脂肪率が上がってしまったら、ダイエットは失敗です。

Q お菓子や甘いものは食べてもいいのでしょうか？ お酒は？

A 食べたいものを我慢することでストレスが続くと、食欲を抑える働きのある脳内ホルモンが不足し、かえって食欲が暴走しがち。食事制限とやけ食いをくりかえした経験のある人も多いのではないでしょうか。お菓子の摂りすぎで栄養が偏るのは禁物ですが、食べて幸せを感じるなら適量をいただきます。お酒も同様です。

北村エミ Kitamura Emi

パーソナルヨガインストラクター、リメディアルセラピスト。
パーソナルヨガスタジオ「emiyoga studio（エミヨガスタジオ）」主宰。
フリーのヨガインストラクターとして、都内のスタジオで
ヨガレッスンを行っていくうちにひとりひとりの体にもっと目を向けたいと考え、
自身のスタジオを立ち上げる。パーソナルヨガやセラピーを軸に、
自身主催のパークヨガ、船上ヨガなどのイベントで活動するかたわら、
その活動をブログやインスタグラムで発信。多くのフォロワーを集めている。

インスタグラム　@emi_yoga
ブログ「エミヨガの美尻ブログ」　http://ameblo.jp/emiyogastudio/
ホームページ　https://www.emiyoga.net/

staff

撮影　田形千紘［Roaster］
カバー、p2-7、12-29、80-81、106-119（人物）
島本絵梨佳
P30-77、82-103、108-115（静物）

スタイリング　小泉 茜

ヘアメイク　青山理恵［nude.］

デザイン　月足智子

構成・文　松尾はつこ

校閲　麦秋アートセンター

DTP　アーティザンカンパニー

衣装協力　NIKEカスタマーサービス 0120-6453-77
エージー ジャパン 03-5946-8990

stores

アブソルート
045-228-8885
http://www.absolute.co.jp/cosmetics/

エアーエンターテイメント
03-6427-3771
http://www.air.st/

エルバビーバ
0120-207-217
www.erbaviva.jp

ジョー マローン ロンドン
03-5251-3541
http://www.jomalone.jp/

PANTY BAR
050-3571-0525
http://pantybar.net/

ヒロセ
0120-816-026
http://epsomsalt.jp/

ファイン
0120-056-356
http://www.fine-kagaku.co.jp/

フードコスメ
0800-080-2102
http://www.skinfood.co.jp/

PRSS.Japan
03-3667-7252
http://www.prss.jp/

本書に掲載した価格は税抜表示で、2017年9月時点のものです。

EPILOGUE

お尻を変えれば人生が変わる

この本を手にとっていただき、ありがとうございました。お尻のトレーニングでどんどん体が変わるのが嬉しくて、インスタグラムで報告してきましたが、こんなに多くの方に見ていただき本を出すことになるとは思ってもみませんでした。

私はもともと運動が苦手で、学生時代は体育の授業でさえゆううつだったほど。鍛えるほどの筋肉なんてないと思っていました。でも、そんな私でも美尻ヨガは続けることができたし、驚くほど効果がありました。お尻の筋肉は誰にでもあって、ただ意識されないので眠っているだけ。必要なのは、刺激して眠りから覚ましてあげることです。年齢を重ねていても運動が苦手でも、誰にでもできます。そして、結果も必ず出ます。

ボディラインが整うと、おしゃれや外出が楽しくなるだけでなく、自分に自信がついて人生そのものを明るくしてくれると思います。この本が、読んでくれた方の人生を変えるきっかけになることを祈って。

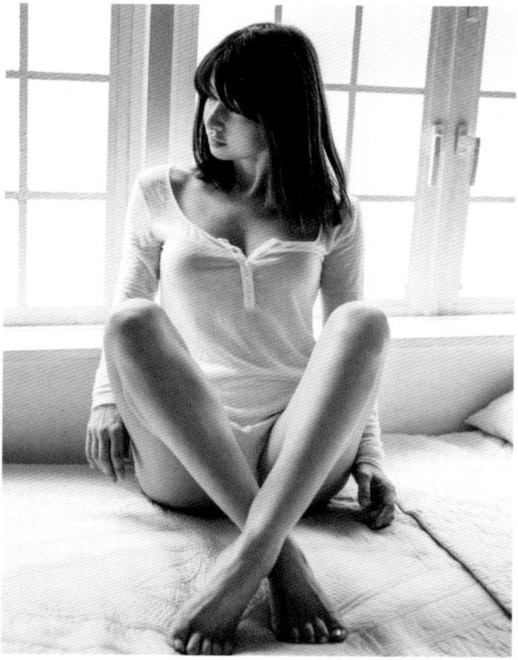

Get a good hip!

127

二度見《にどみ》させるカラダは美尻《びじり》ヨガでつくる

2017年10月27日　初版発行
2017年11月20日　再版発行

著者／北村《きたむら》 エミ

発行者／川金 正法

発行／株式会社KADOKAWA
〒102-8177　東京都千代田区富士見2-13-3
電話 0570-002-301（ナビダイヤル）

印刷所／凸版印刷株式会社

KADOKAWAカスタマーサポート
［電話］0570-002-301（土日祝日を除く11時〜17時）
［WEB］http://www.kadokawa.co.jp/（「お問い合わせ」へお進みください
※製造不良品につきましては上記窓口にて承ります。
※記述・収録内容を超えるご質問にはお答えできない場合があります。
※サポートは日本国内に限らせていただきます。

定価はカバーに表示してあります。

ISBN 978-4-04-069494-8　C0077